Blutentnahme zur Anwendung von Blutkonzentraten in der Praxis

BLUTENTNAHME *zur* ANWENDUNG *von* BLUTKONZENTRATEN *in der Praxis*

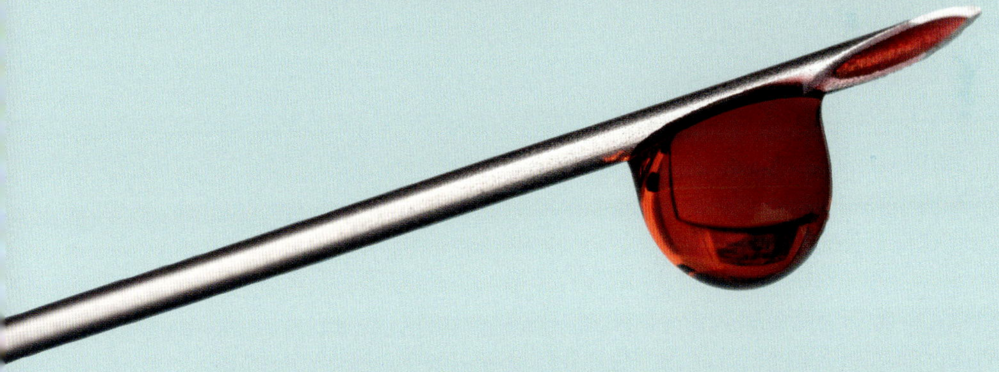

Prof. Dr. Dr. Dr. Shahram Ghanaati

Stellvertretender Klinikdirektor und Leitender Oberarzt
Klinik für Mund-, Kiefer-, Plastische Gesichtschirurgie am
Universitätsklinikum der Johann Wolfgang von Goethe-Universität Frankfurt

QUINTESSENCE PUBLISHING

Berlin | Chicago | Tokio
Barcelona | London | Mailand | Mexiko Stadt | Paris | Prag | Seoul | Warschau
Istanbul | Peking | Sao Paulo | Zagreb

Ein Buch – ein Baum: Für jedes verkaufte Buch pflanzt Quintessenz gemeinsam mit der Organisation „One Tree Planted" einen Baum, um damit die weltweite Wiederaufforstung zu unterstützen (https://onetreeplanted.org/).

Titel der Originalausgabe:
Venipuncture for the Application of Blood Concentrates

Bibliografische Informationen der Deutschen Nationalbibliothek
Die Deutsche Nationalbibliothek verzeichnet diese Publikation in der Deutschen Nationalbibliografie; detaillierte bibliografische Daten sind im Internet über <https://dnb.ddb.de> abrufbar.

QUINTESSENCE PUBLISHING DEUTSCHLAND

Quintessenz Verlags-GmbH
Ifenpfad 2–4
12107 Berlin
www.quintessence-publishing.com

Lektorat, Herstellung und Reproduktionen:
Quintessenz Verlags-GmbH, Berlin

ISBN 978-3-86867-729-4
Printed in Croatia

INHALT

VORWORT

Die Blutentnahme und die Herstellung von Blutkonzentraten werden in der Zahnarztpraxis immer alltäglicher. Dabei ist, wie bei jeder Behandlung, eine qualitativ hochwertige Versorgung von entscheidender Bedeutung.

Die Sicherheit der Patienten muss stets gewährleistet sein, und die angewandten Verfahren sollten möglichst effizient und effektiv sein. Die Grundlage für dieses hohe Versorgungsniveau ist eine gute akademische und nichtakademische Ausbildung des medizinischen Personals.

Mit diesem Ziel vor Augen und auf Basis umfangreicher praktischer Erfahrungen habe ich dieses Lehrbuch entwickelt, um das zahnärztliche Personal in die Lage zu versetzen, die Blutentnahme und die Herstellung von Blutkonzentraten sicher, effizient und mit den bestmöglichen Ergebnissen in der Zahnarztpraxis durchführen zu können. Das Buch zeigt Ihnen Schritt für Schritt, wie Sie eine Vene punktieren und Blut für die Herstellung von Blutkonzentraten abnehmen.

Obwohl höchste Priorität darauf gelegt wurde, den Inhalt praktisch und leicht nachvollziehbar zu gestalten, ist es wichtig zu verstehen, dass nur regelmäßige Praxis die Theorie mit Leben erfüllt. Daher möchte ich Sie nachdrücklich ermutigen, die hier vorgestellten Verfahren nicht nur zu lesen, sondern sie auch aktiv in Ihrer Praxis anzuwenden. Mit jeder Blutentnahme und jeder Herstellung von Blutkonzentraten werden Sie Ihre Fähigkeiten stetig verbessern. Da sich Medizin und Zahnmedizin ständig weiterentwickeln, ist es umso wichtiger, dass Sie auf dem neuesten Stand bleiben, um die Sicherheit Ihrer Patienten und die Qualität Ihrer Behandlungsergebnisse zu gewährleisten.

Danksagung

Mein aufrichtiger Dank gilt allen Teilnehmerinnen und Teilnehmern der Anfänger- und Anwenderkurse der Gesellschaft für Blutkonzentrate und Biomaterialien (SBCB), ohne deren wertvolle und aktive Mitarbeit und den konstruktiven Austausch in diesen Kursen dieser Leitfaden nicht möglich gewesen wäre. Mein Dank gilt auch allen Kolleginnen und Kollegen, den Gründungs- und Fördermitgliedern der Fachgesellschaft sowie dem gesamten SBCB-Team für die gemeinsame Arbeit an diesem Prozess. Ihr unermüdlicher und leidenschaftlicher Einsatz hat unsere bisherigen Veranstaltungen in erheblichem Maße ermöglicht und den Kursteilnehmern zu wertvollen Lernerfahrungen und Erfolgen verholfen. Unser Dank gilt auch all jenen, die offen und geduldig Änderungen und Anpassungen an diesem Lehrbuch vorgenommen haben, um sicherzustellen, dass es ein wertvoller Leitfaden für Zahnärzte und zahnmedizinische Fachangestellte in der Welt der Blutentnahme und Blutkonzentrate sein wird.

3D-Animationen

Um den Inhalt dieses Buches besser zu verstehen, scannen Sie den QR-Code, um Zugang zu 3D-Animationen der einzelnen Kapitel mit Schritt-für-Schritt-Beschreibungen zu erhalten.

1

VENENPUNKTION *und* BLUTENTNAHME AUSSERHALB *des* ZAHNÄRZTLICHEN BEHANDLUNGSSTUHLS

Zahnärzte und ihre Praxisteams gelten im Allgemeinen als vertrauenswürdig, zuverlässig und äußerst kompetent in ihrem Beruf. Schließlich sind sie aufgrund ihrer beruflichen Ausbildung Experten in vielen Bereichen, darunter Parodontologie, Prothetik und Endodontie. Sie sind nicht nur in der Lage, Zahnprobleme zu lösen, sondern auch, die Patienten so schmerzfrei wie möglich zu halten und die mit der Zahnmedizin verbundenen kosmetischen Probleme zu minimieren.

Dennoch können orale Eingriffe für viele Patienten eine unangenehme Tortur sein, und es ist daher wichtig, das Vertrauen des Patienten zu gewinnen und zu erhalten. Dies gilt insbesondere für die Durchführung von Venenpunktionen und Blutentnahmen, da diese Verfahren für die meisten Patienten im Zusammenhang mit der Zahnmedizin ungewohnt sind und Zweifel sowie Skepsis hervorrufen können. Wenn der Patient Unsicherheit in unseren Augen oder unserem Gesicht wahrnimmt, kann er dies als Inkompetenz werten, was die Arzt-Patienten-Beziehung nachhaltig belasten kann und beim Patienten zu einem unguten Gefühl bezüglich der weiteren Behandlung führt.

Es ist auch wichtig, die räumlichen Gegebenheiten für die Blutentnahme zu berücksichtigen. Auf einem zahnärztlichen Stuhl mit angeschlossenem Spülbehälter hat der Patient nur einen Arm zur

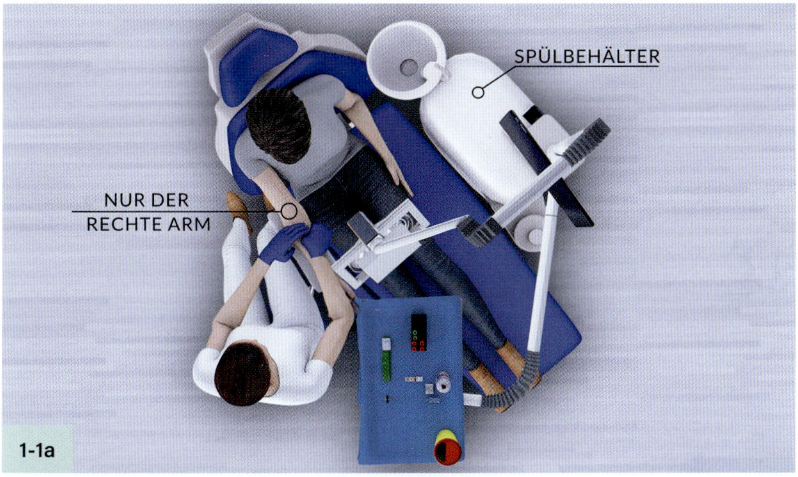

1-1a

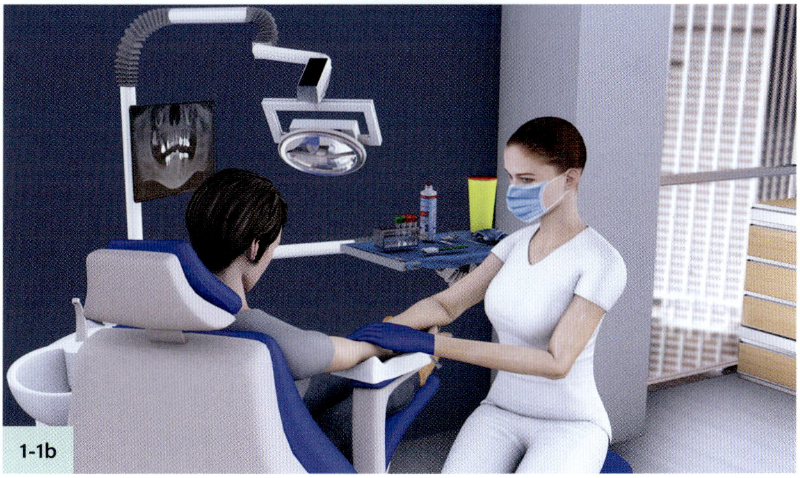

1-1b

Verfügung, was nicht ideal ist (Abb. 1-1). Um die Unannehmlichkeiten und Einschränkungen des zahnärztlichen Stuhls bei der Blutentnahme zu vermeiden und die Umgebung für den Patienten so angenehm wie möglich zu gestalten, wird die Blutentnahme am besten auf einem anderen Stuhl durchgeführt, der sich idealerweise im gleichen Raum befindet (Abb. 1-2). Der Stuhl sollte so gewählt werden, dass beide Arme des Patienten zugänglich sind, damit die Venenpunktion in der am besten sicht- und tastbaren Vene erfolgen kann.

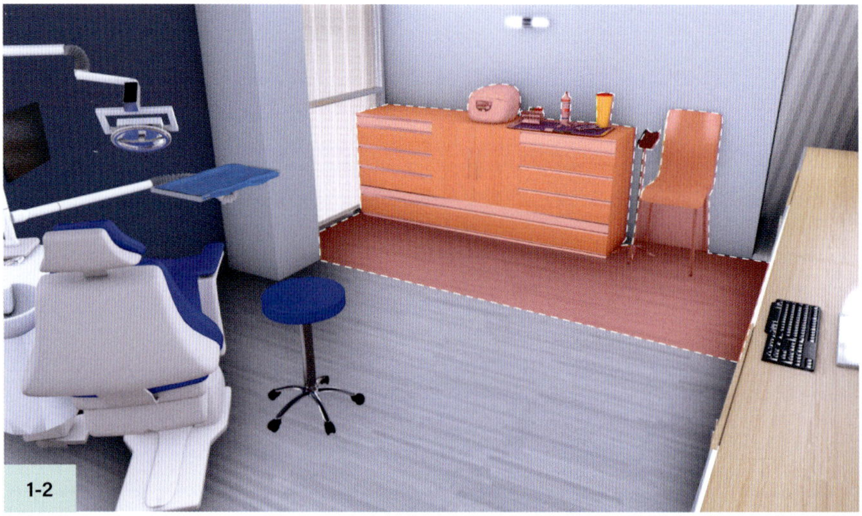
1-2

WICHTIG: Der Stuhl für die Blutentnahme sollte sich im gleichen Raum wie der zahnärztliche Stuhl befinden, um das Risiko einer Vermischung der Röhrchen verschiedener Patienten zu minimieren, da das entnommene Blut als Blutkonzentrat wieder in den Körper des Patienten gebracht wird. Sollte die Blutentnahme nicht im gleichen Raum stattfinden, so müssen die Röhrchen mit Patientendaten beschriftet werden.

Wenn der Arbeitsplatz vorbereitet ist (siehe Kapitel 2) und der Patient bequem sitzt, setzen Sie sich auf einen fahrbaren Stuhl oder Hocker und stellen dessen Höhe auf den zu punktierenden Arm ein. Diese Sitzposition hat einen direkten Einfluss auf die Geschwindigkeit und Effizienz des Verfahrens. Beachten Sie, dass es für Sie und den Patienten wichtig ist, die Beine zusammen zu halten, da das Sitzen direkt vor dem Patienten mit offenen Beinen vom Patienten als unangenehm oder aufdringlich empfunden werden kann.

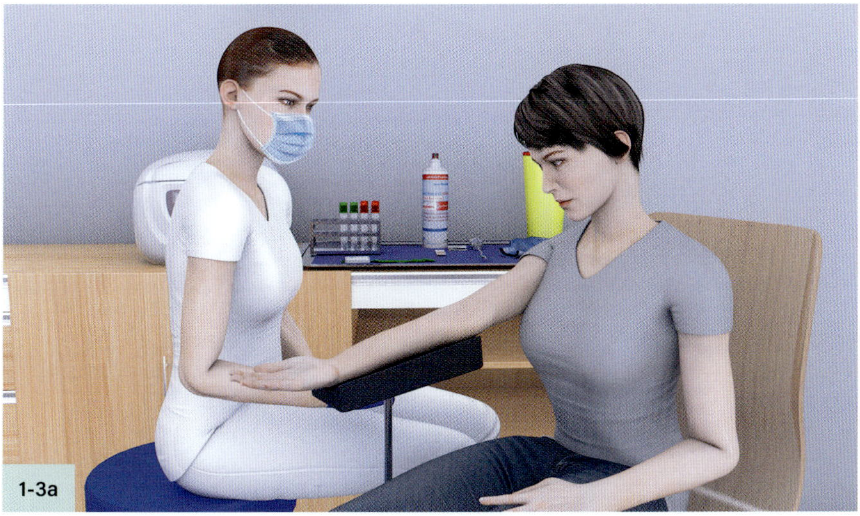

1-3a

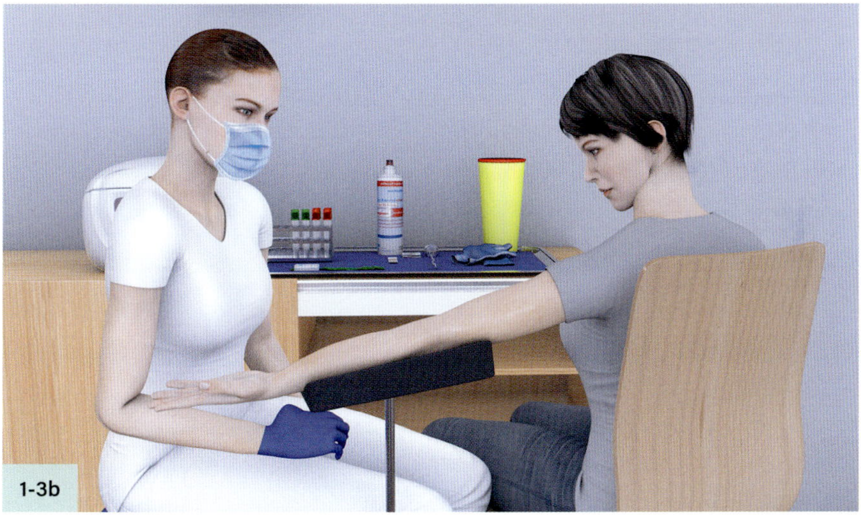

1-3b

Wenn der rechte Arm des Patienten punktiert wird, sollten Sie mit beiden Beinen links von den Beinen des Patienten sitzen (Abb. 1-3a); wenn der linke Arm des Patienten punktiert wird, sollten Sie mit beiden Beinen rechts von den Beinen des Patienten sitzen (Abb. 1-3b). Für die Positionierung des ausgestreckten Arms empfiehlt sich die Verwendung eines gepolsterten Kissens oder einer mobilen, höhenverstellbaren Armstütze (siehe Kapitel 4).

2

NOTWENDIGE AUSSTATTUNG *für* DIE VENENPUNKTION

Wenn Sie Ihren Arbeitsplatz für die Venenpunktion und Blutentnahme vorbereiten, stellen Sie alle benötigten Materialien auf einem Tablett in Reichweite des Stuhls bereit, auf dem die Venenpunktion durchgeführt werden soll. Im Gegensatz zu dem Bereich, in dem später die Blutkonzentrate verarbeitet werden, muss dieser Arbeitsplatz NICHT steril sein. Die Ausstattung sieht wie folgt aus (Abb. 2-1, entsprechend beschriftet):

1. Unsterile Handschuhe
2. Abwurfbehälter für spitze Gegenstände
3. Desinfektionsspray oder Alkoholtuch
4. Butterflynadel
5. Stauschlauch
6. Kleine sterile Mulltupfer
7. Pflaster
8. Röhrchenständer mit roten, weißen und/oder grünen Röhrchen, je nach Hersteller der Zentrifuge
9. Zentrifuge zur Herstellung des Blutkonzentrats

Bevor Sie mit der Blutentnahme beginnen, kleben Sie ein Pflaster auf eine nahe gelegene Fläche, worauf Sie schnell zugreifen können (Abb. 2-2). Sie benötigen es, wenn Sie die Butterflynadel unmittelbar nach der Venenpunktion fixieren.

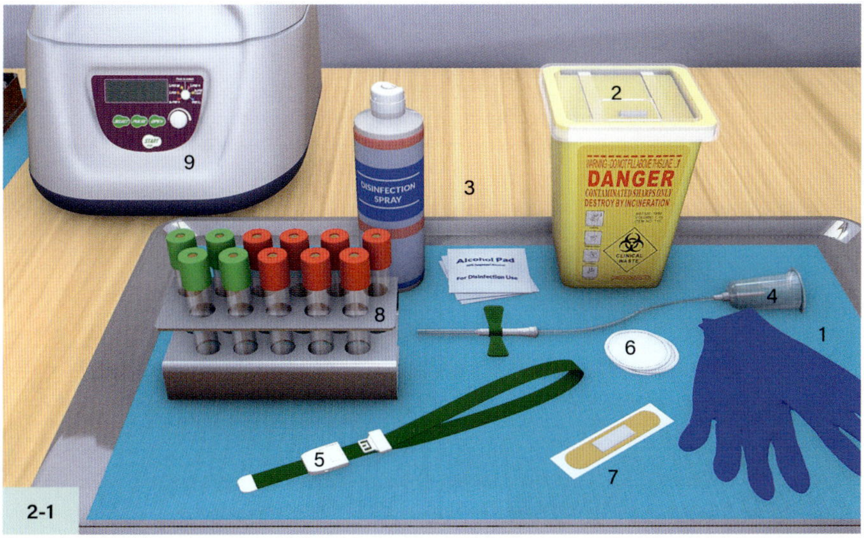
2
3
9
DISINFECTION SPRAY
DANGER
CONTAMINATED SHARPS ONLY
DESTROY BY INCINERATION
CLINICAL WASTE
Alcohol Pad
For Disinfection Use
8
4
1
6
5
7

2-1

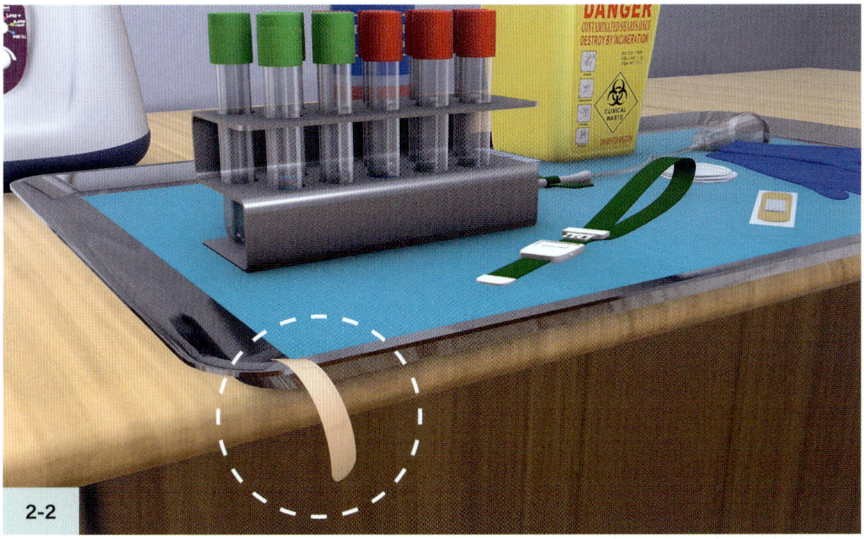
DANGER
CONTAMINATED SHARPS ONLY
DESTROY BY INCINERATION
CLINICAL WASTE

2-2

3

VENENANATOMIE *des* UNTERARMS

Die Unterarmvenen können in ihrer Anatomie stark variieren, mit unterschiedlichen Mustern von Verbindungsvenen zwischen den Vena cephalica und Vena basilica. Die Vena cephalica und die Vena basilica sind häufig ausgeprägt und eignen sich daher gut für die Venenpunktion (Abb. 3-1). Wenn sie weniger ausgeprägt sind, kann der Patient z. B. eine relativ ausgeprägte Vena cubitalis mediana haben (Abb. 3-2).

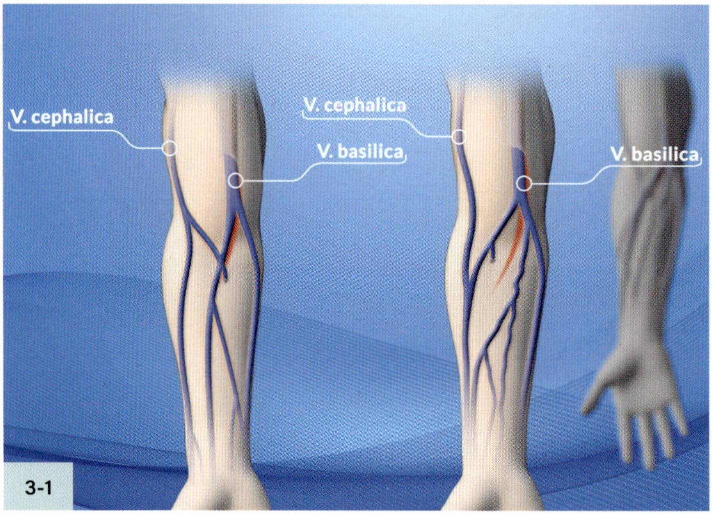

3-1

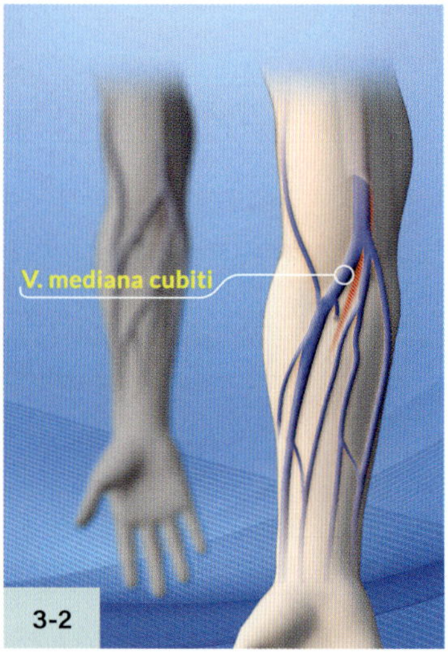

3-2

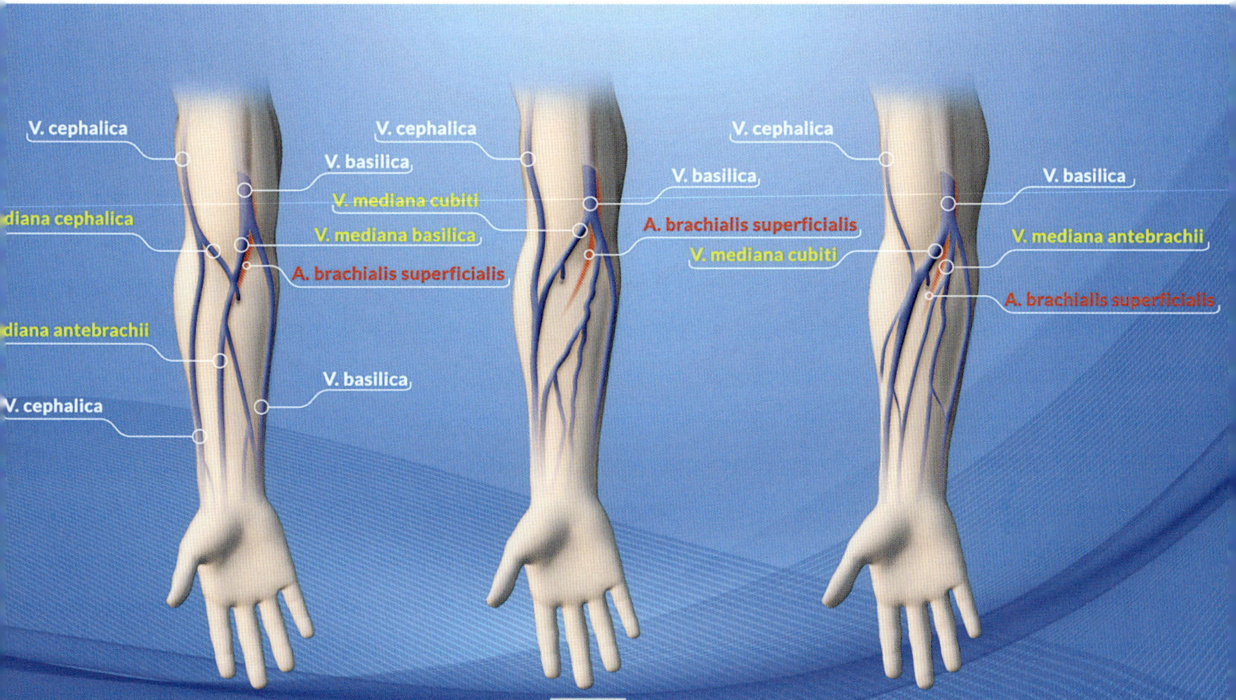

3-3

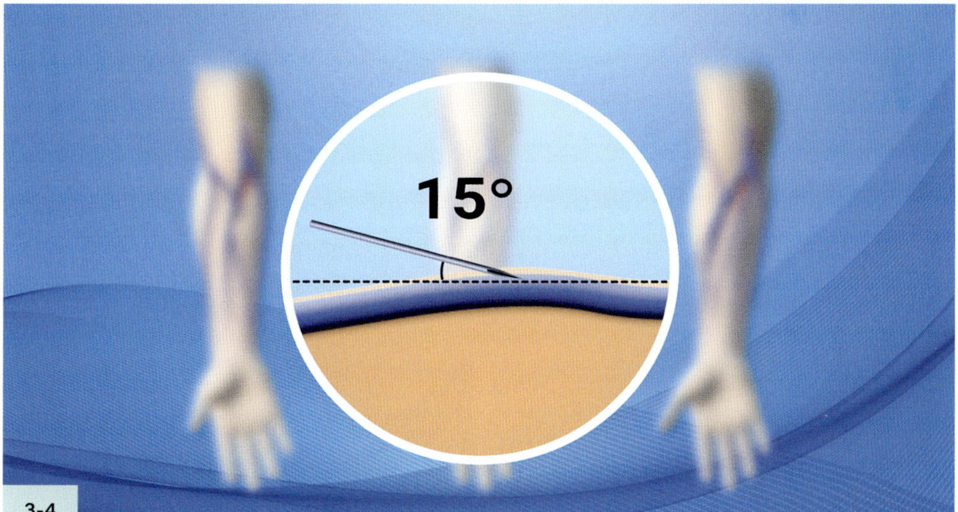

3-4

Anders als die Arteria brachialis superficialis liegen die Armvenen direkt unter der Haut (Abb. 3-3). Deshalb sollte die Nadel immer in einem Winkel von 15 Grad zur Hautoberfläche in die Vene eingeführt werden (Abb. 3-4).

4

ANLEGEN *und* FIXIEREN *des* STAUSCHLAUCHES

Machen Sie sich zunächst mit dem Öffnen und Schließen des Stauschlauches vertraut, bevor Sie ihn am Arm des Patienten anlegen. Der Schlauch hat ein relativ einfaches Verschlussprinzip: Es besteht aus einem Schlüsselelement zum Einführen und einem passenden Verschlusselement (Abb. 4-1). Letzteres hat entweder einen Druckknopf auf der Oberseite oder zwei seitliche Druckknöpfe zum Entriegeln bzw. Öffnen.

Wenn Sie bereit sind, den Stauschlauch anzulegen, halten Sie ihn mit beiden Händen so, dass sich der Schlüssel auf der medialen Seite des Arms des Patienten befindet, während sich das Schloss auf der lateralen Seite befindet (Abb. 4-2). Achten Sie darauf, dass das Band nicht versehentlich verdreht wird. Legen Sie den Stauschlauch von unterhalb des Ellenbogens vier Fingerbreit oberhalb der Cubitalregion an (Abb. 4-3) und schließen Sie ihn.

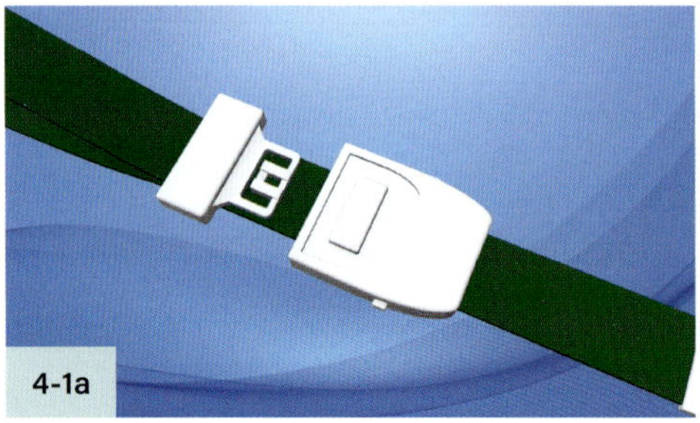

4-1a

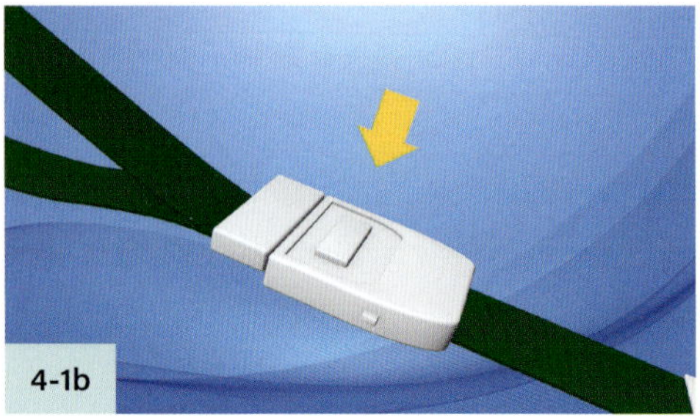

4-1b

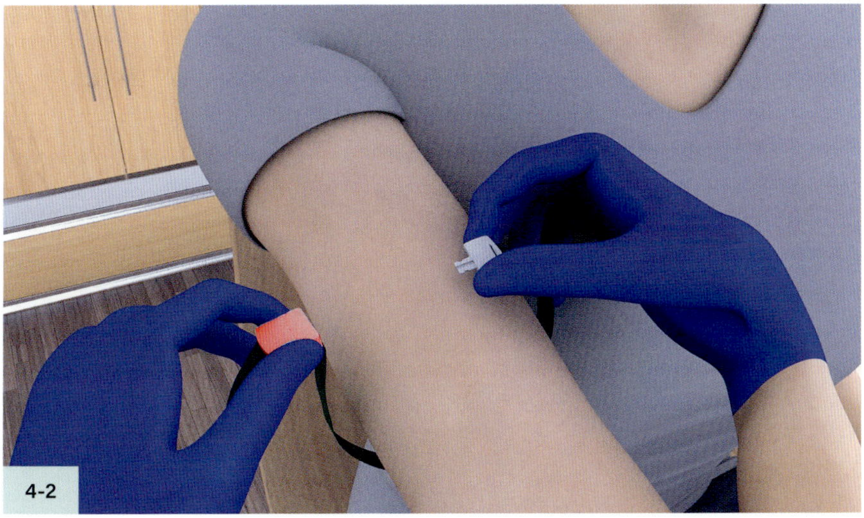
4-2

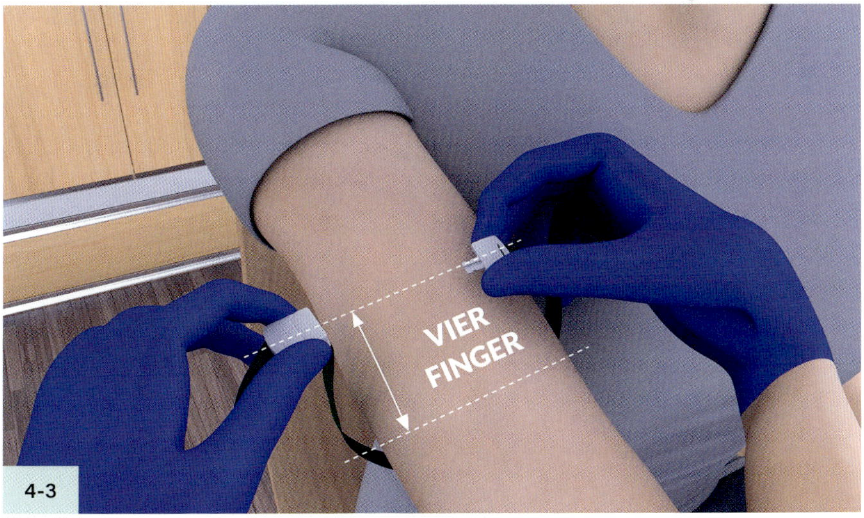
VIER
FINGER
4-3

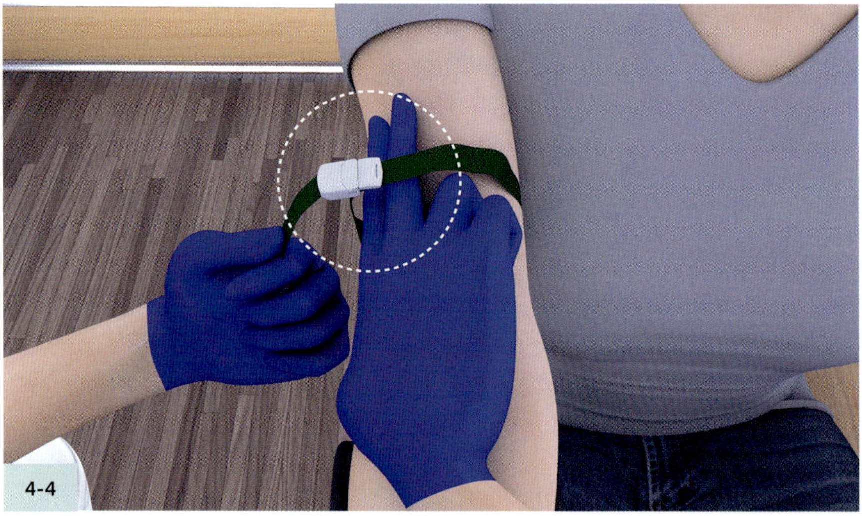

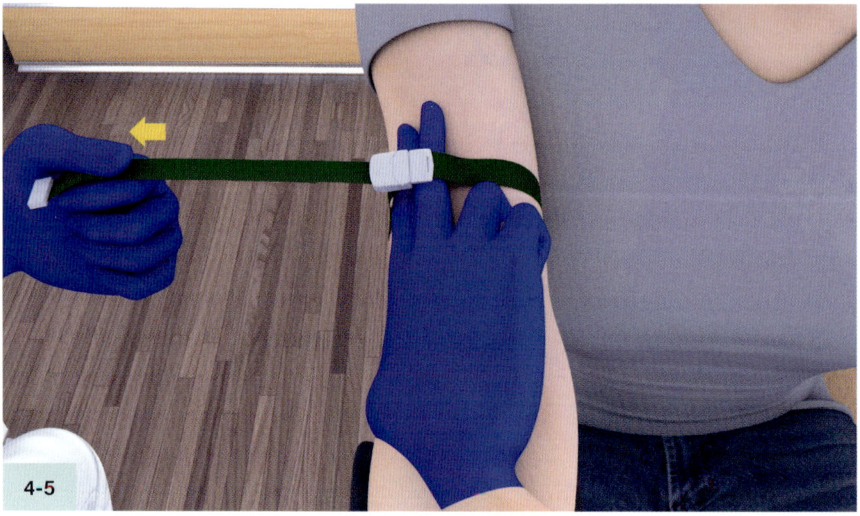

Legen Sie mit der Hand, die zuvor den Stauschlauch-Schlüssel gehalten hat, zwei Finger unter den Stauschlauch (Abb. 4-4). Ziehen Sie mit der anderen Hand das Band fest (Abb. 4-5), indem Sie es vom Körper des Patienten wegziehen. Das Band ist ausreichend straff, wenn Ihre beiden Finger unter der Binde einen deutlichen Widerstand spüren.

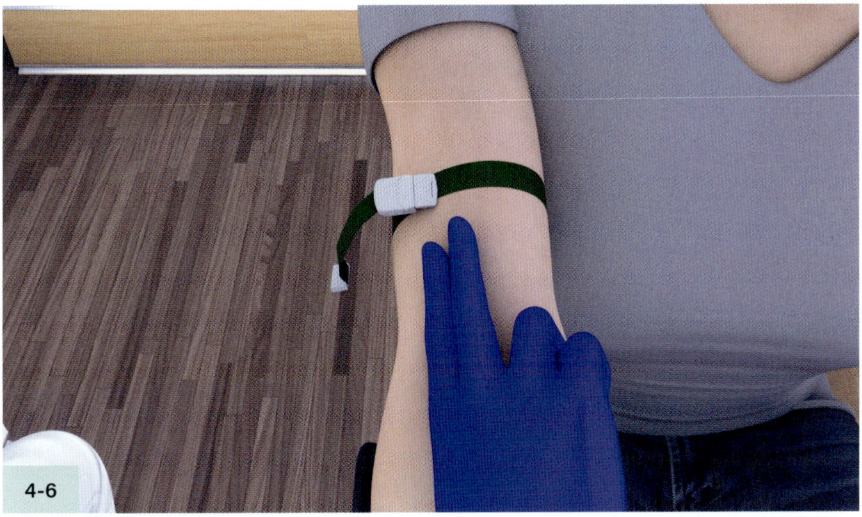

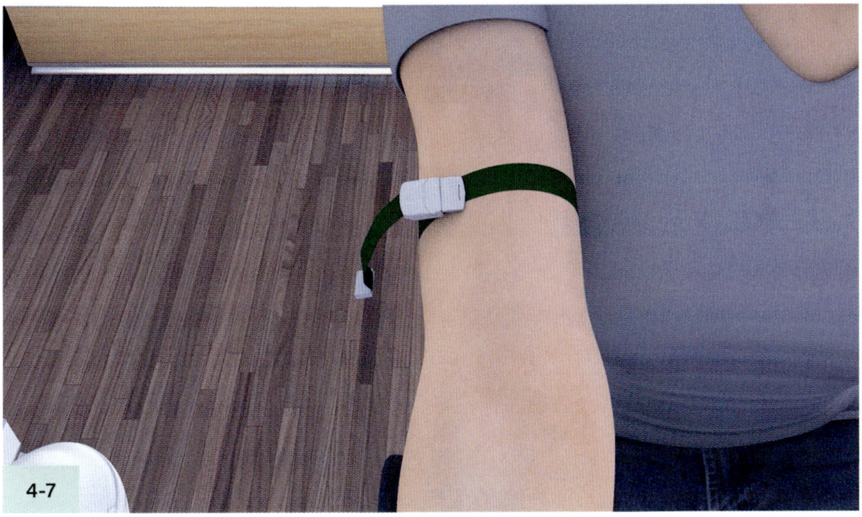

Mit dieser Methode erreichen Sie zwei Ziele:

1. Die Haut des Patienten wird beim Ziehen des Bandes nicht gequetscht.
2. Der arterielle Blutfluss in den Arm wird nicht behindert.

Sobald der Stauschlauch angelegt ist, ziehen Sie Ihre Finger unter dem Band heraus (Abb. 4-6). Der Arm ist nun bereit für die Venenpunktion (Abb. 4-7).

5

SICHTBARMACHEN *der* ARMVENEN

Nachdem der Stauschlauch korrekt am Arm angelegt wurde, stellen Sie sicher, dass der Ellenbogen des Patienten vollständig gestreckt ist. Wenn Sie eine Armstütze verwenden, können Sie diese in der Höhe verstellen (Abb. 5-1). Wenn Sie anstelle einer Armstütze ein gepolstertes Kissen verwenden, können Sie die Sitzhöhe des Patienten einstellen. Der Arm des Patienten sollte sich in der bestmöglichen gestreckten Position befinden.

Sie können nun den Arm untersuchen, um zu sehen, welche Venen direkt sichtbar und tastbar sind. Bei Berührung hat eine Vene einen leicht federnden Widerstand. Wenn Sie sich unsicher sind, kann es hilfreich sein, die Vene ohne Handschuhe zu ertasten. Bitten Sie den Patienten, fünfmal eine Faust zu machen (Abb. 5-2), oder klopfen Sie etwa fünfmal mit der hohlen Hand auf die Cubitalregion des Patienten (Abb. 5-3). Dadurch wird Histamin freigesetzt, das die Venen besser sichtbar macht (Abb. 5-4).

Achten Sie darauf, dass der Patient den Arm beim Aufspüren der Venen nicht ungewollt um seine Längsachse dreht. Dies kann dazu führen, dass die Vene, die Sie zuvor gefunden haben, plötzlich unsichtbar oder nicht mehr gut ertastbar ist. Wenn Sie die ertastete oder identifizierte Vene zusätzlich markieren möchten, empfehlen wir, nach der Desinfektion der Haut die Längsachse der zu punktierenden Vene mit einem sterilen Stift nachzuzeichnen (siehe Kapitel 7).

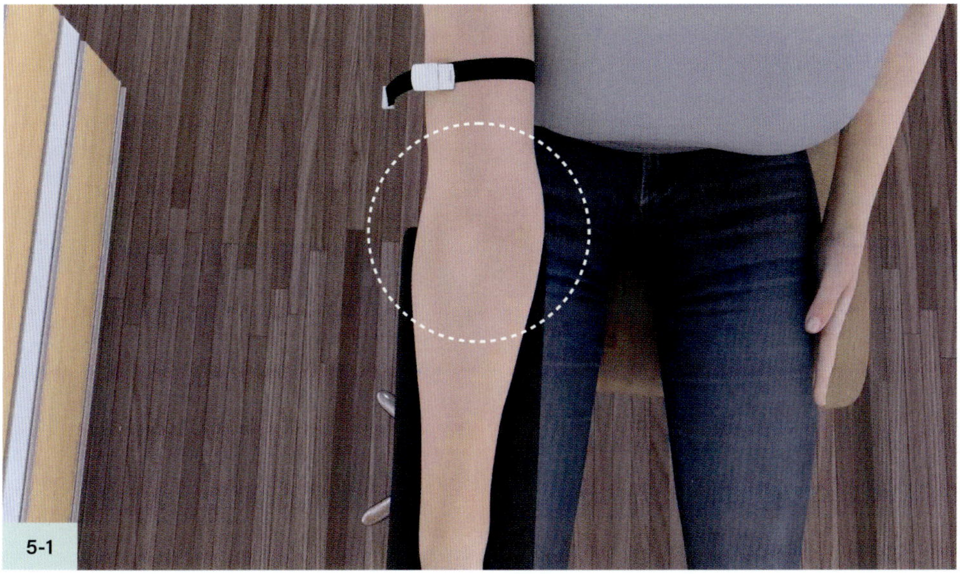

5-1

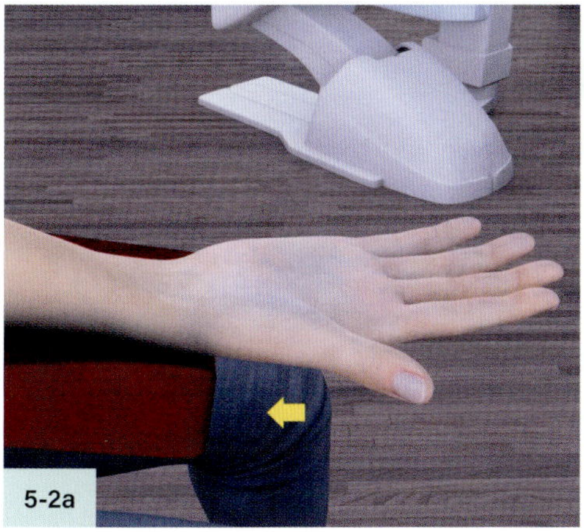

5-2a

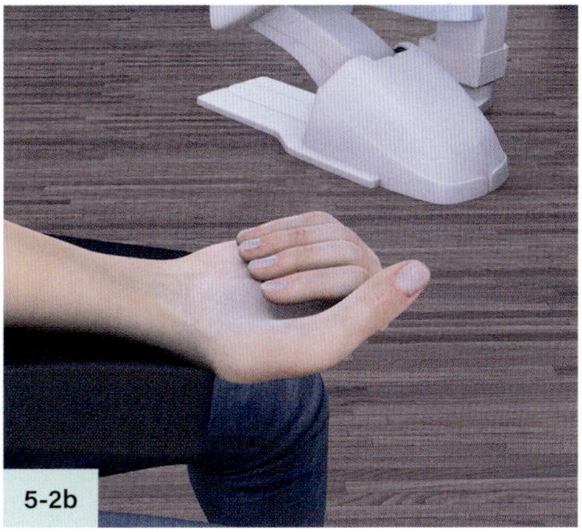

5-2b

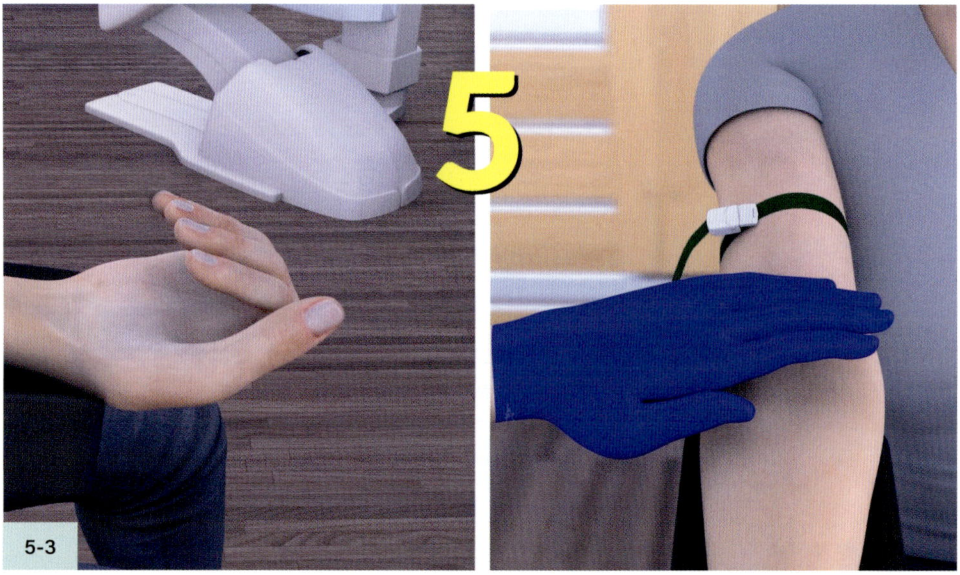

5-3

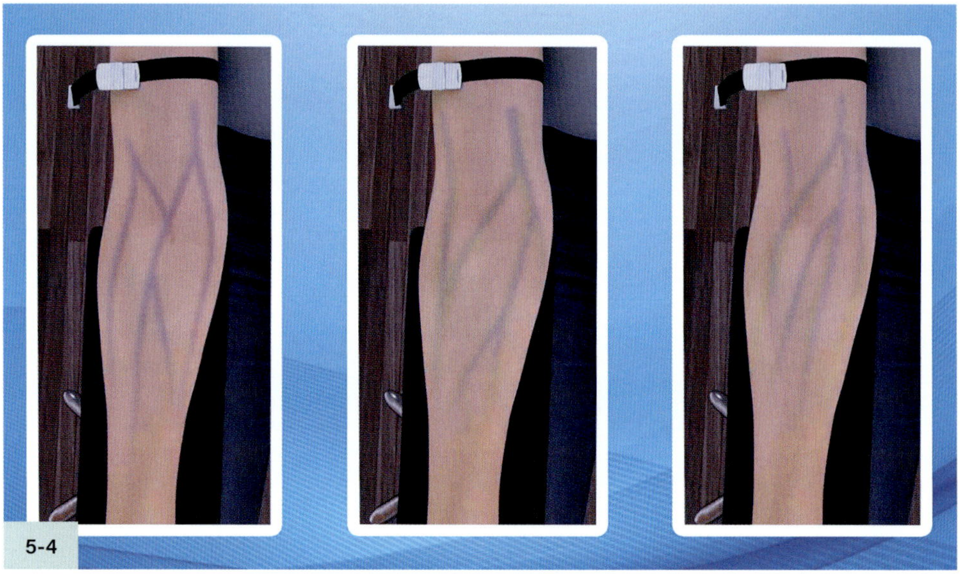

5-4

6

BUTTERFLYNADEL *für die* BLUTENTNAHME

Die Butterflynadel hat zwei Nadelenden, die durch einen Kunststoffschlauch verbunden sind (Abb. 6-1). Die eine Nadel dient der Punktion der Vene und ist mit einer abnehmbaren zylindrischen Schutzhülle versehen (Abb. 6-2). Die andere Nadel dient zur Punktion des Entnahmeröhrchens, damit das Blut aus der Vene direkt in das Röhrchen fließen kann. Diese Nadel ist von einer nicht abnehmbaren Silikonhülle (Konnektor) bedeckt, die die Entnahmeröhrchen während der Blutentnahme in Position hält (Abb. 6-3 und 6-4). Achten Sie bei der Blutentnahme darauf, dass der Verbindungsschlauch zwischen diesen beiden Nadeln nicht unter Spannung steht oder geknickt ist.

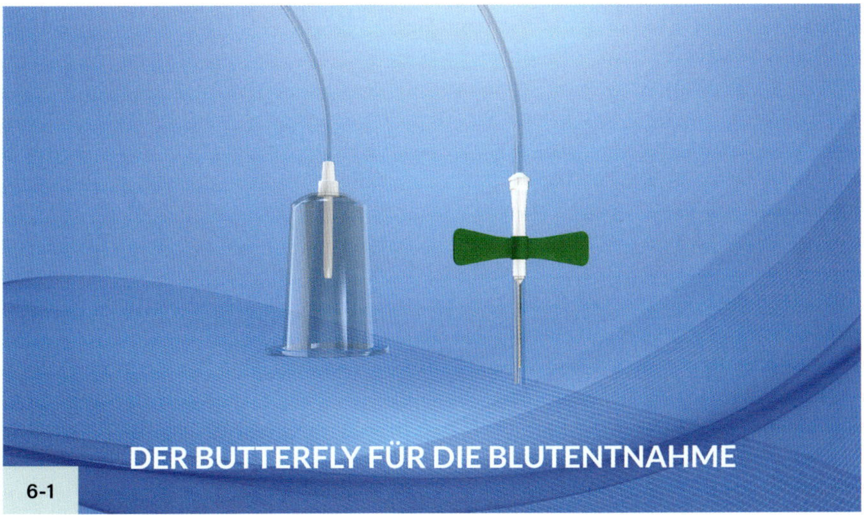

6-1

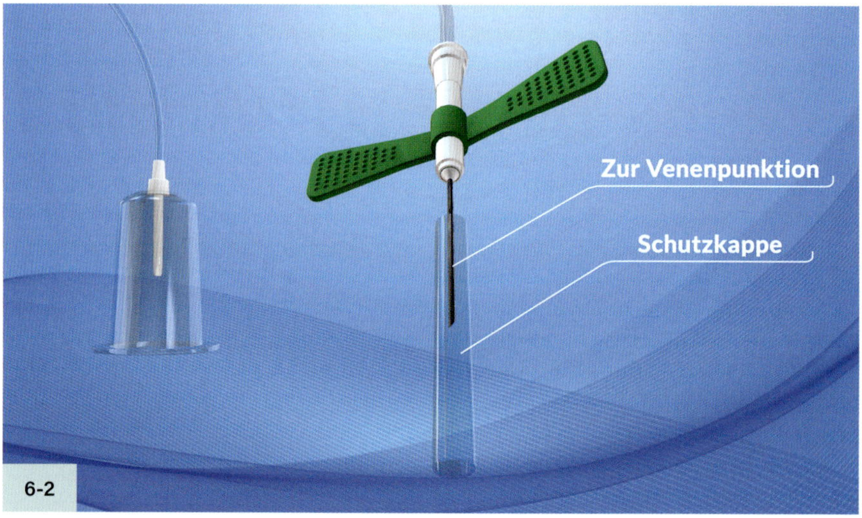
Zur Venenpunktion
Schutzkappe

6-2

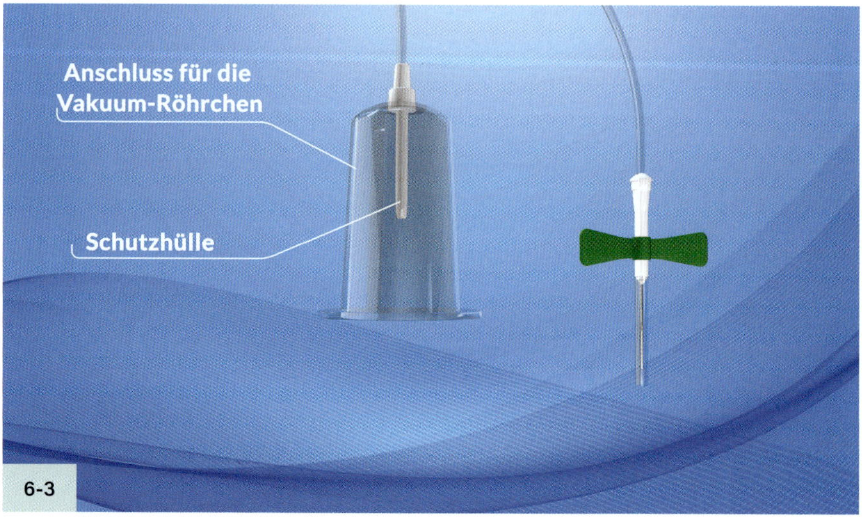
Anschluss für die
Vakuum-Röhrchen
Schutzhülle

6-3

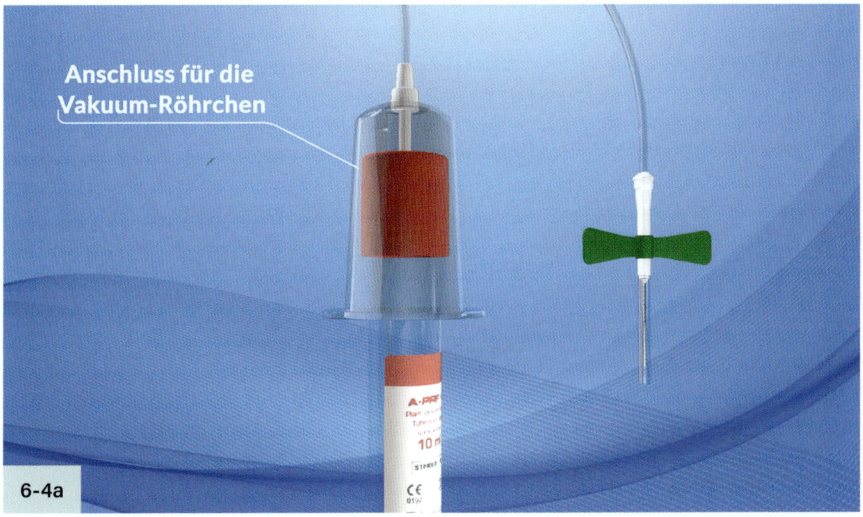
Anschluss für die
Vakuum-Röhrchen

6-4a

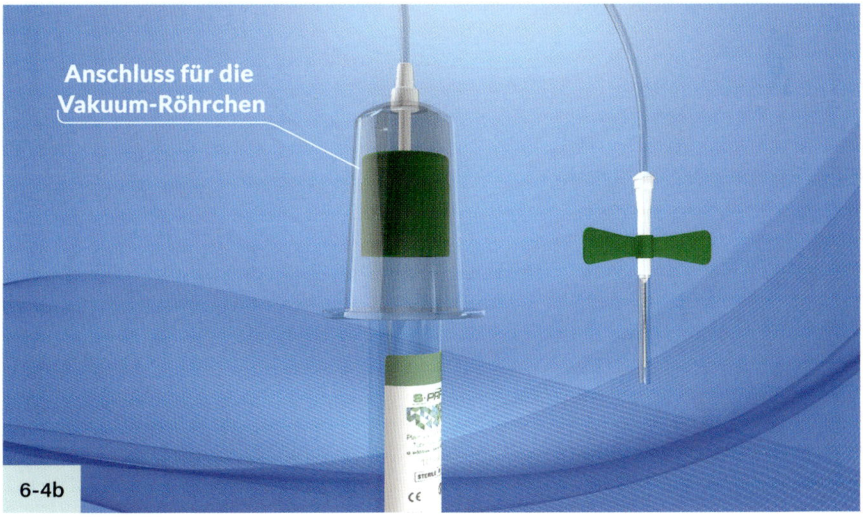
Anschluss für die
Vakuum-Röhrchen

6-4b

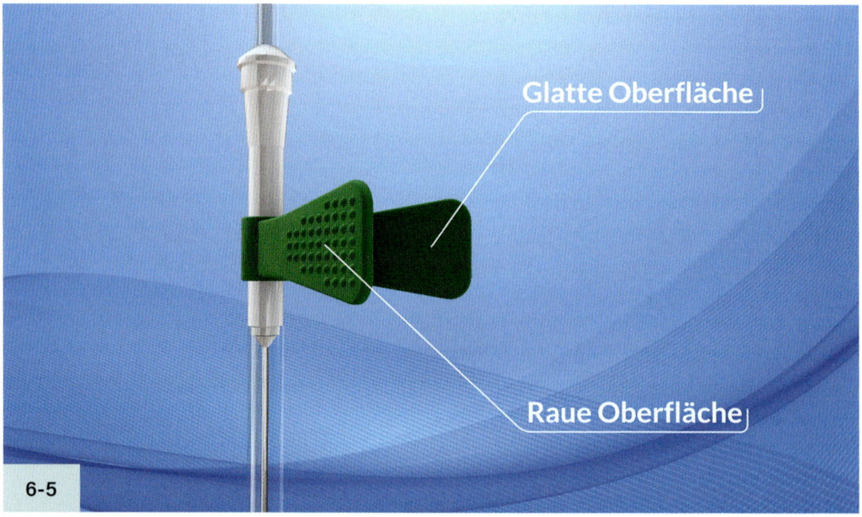

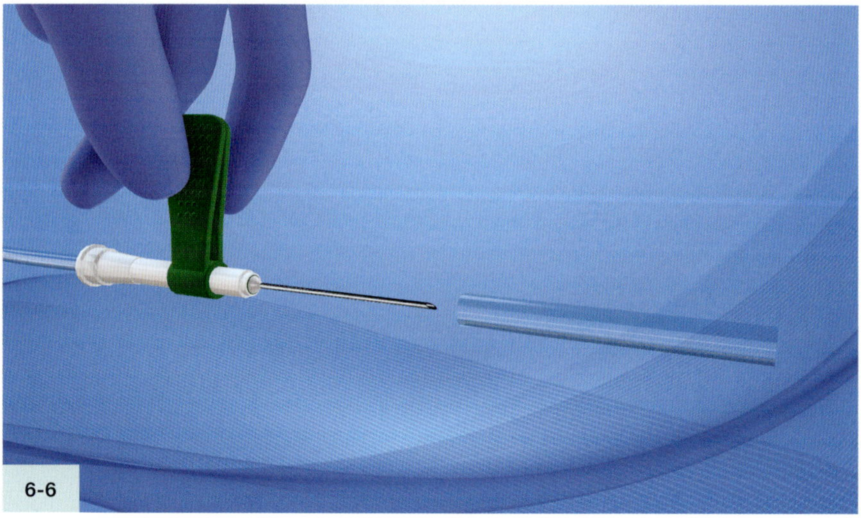

Die Flügel des Schmetterlings haben eine raue und eine glatte Oberfläche (Abb. 6-5). Sie halten den Butterfly richtig, wenn Sie die raue Seite des Flügels mit Zeigefinger und Daumen fühlen können (Abb. 6-6).

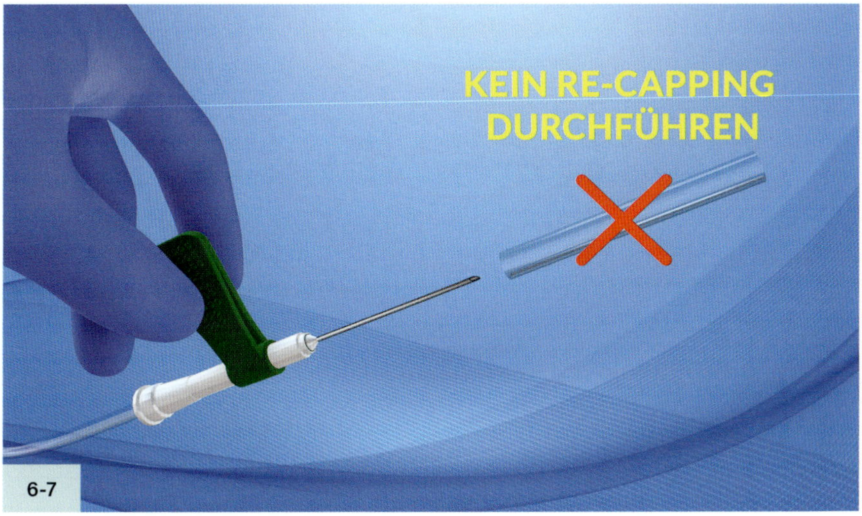

6-7

Erst nachdem alle anderen Vorbereitungen für die Venenpunktion getroffen wurden (siehe Kapitel 7 und 8), nehmen Sie den Butterfly in die Hand und entfernen die Schutzkappe. Dann sehen Sie, dass sich die geschärfte Nadelseite unterhalb der Nadelöffnung befindet. Der Butterfly ist nun für die Venenpunktion bereit.

Es ist wichtig, dass die Schutzkappe nach Beendigung der Venenpunktion und Blutentnahme NICHT wieder auf die Butterfly-Nadel gesteckt wird, da sonst die Gefahr von Verletzungen und Infektionen besteht (Abb. 6-7). Die Entsorgung erfolgt ausschließlich über den dafür vorgesehenen Abfallbehälter (siehe Kapitel 2). Viele Butterflynadeln haben einen integrierten Schutzmechanismus, der unmittelbar nach der Punktion einen Nadelschutz hochschiebt.

7

HAUTDESINFEKTION *vor der* VENENPUNKTION

Die Desinfektion der Cubitalregion vor der Blutentnahme ist wichtig, um das Infektionsrisiko zu minimieren. Tragen Sie unbedingt medizinische Handschuhe, um eine Übertragung von Keimen zu vermeiden.

Halten Sie das Desinfektionsspray etwa 20 cm von der Cubitalregion des Arms entfernt und sprühen Sie zweimal (Abb. 7-1). Sie können die andere Hand benutzen, um den Sprühnebel auf die Cubitalregion zu beschränken und den Oberkörper und die Kleidung des Patienten vor möglichen Flecken zu schützen.

Wischen Sie die besprühte Stelle mit einem sterilen Mulltupfer einmal von oben nach unten ab (Abb. 7-2), wobei Sie ausreichend Druck ausüben, um alle Krankheitserreger zu entfernen. Sprühen Sie dann erneut und warten Sie weitere 30 Sekunden, damit das Desinfektionsmittel an der Luft trocknen kann. Es ist wichtig, dass die Einstichstelle so trocken wie möglich ist, bevor die Nadel in die Haut eingeführt wird. Andernfalls verursacht der Alkohol in der Desinfektionslösung ein starkes Brennen in der Haut um die Einstichstelle. Die Stelle darf vor der Venenpunktion NICHT erneut abgewischt oder berührt werden.

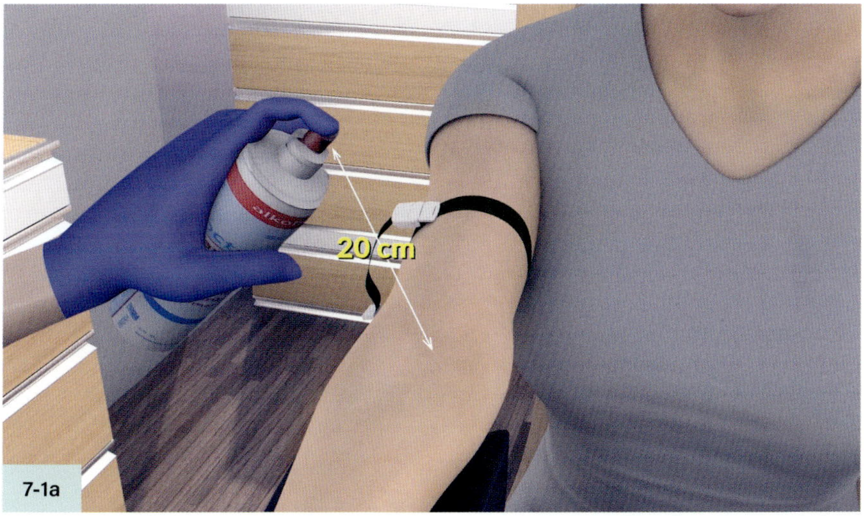

7-1a

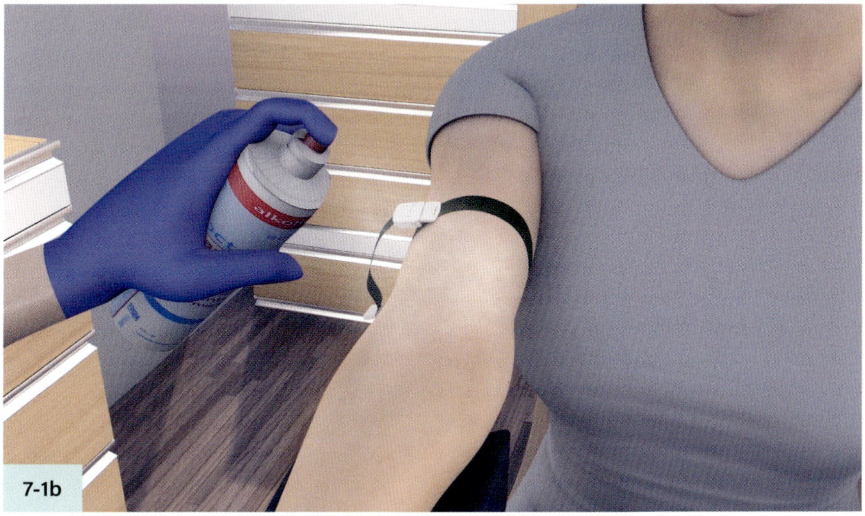

7-1b

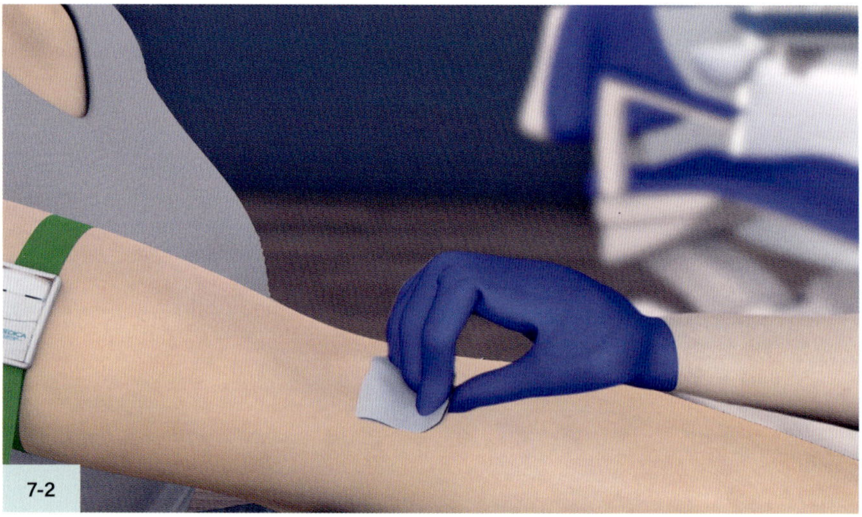

7-2

Alternativ kann ein Alkoholtuch bzw. -tupfer zur Desinfektion der Haut verwendet werden. Achten Sie auch hier darauf, den Alkohol vor der Venenpunktion vollständig trocknen zu lassen, um ein Brennen zu vermeiden.

8

STRAFFUNG *der* HAUT *und* VENENPUNKTION

Das Straffen der Haut vor der Venenpunktion ist ein wichtiger Schritt, um den Zugang zu den Venen zu erleichtern und mögliche Risiken oder Verzögerungen des Verfahrens zu minimieren. Nicht selten rollen die Cubitalvenen unter der ungespannten Haut des Arms, was die Venenpunktion erschwert und unvorhersehbar macht. Die Lösung besteht darin, die Venen unter der Haut zu fixieren. Dazu fassen Sie den Arm des Patienten, legen den Daumen vier Finger breit unterhalb der Ellenbeuge an und ziehen die Haut nach unten, um sie zu dehnen (Abb. 8-1). Achten Sie darauf, keinen übermäßigen Druck auszuüben; Ihr Ziel ist es lediglich, die Haut zu dehnen und dadurch die Zielvene unter der Haut zu fixieren, um den Zugang mit der Nadel zu erleichtern.

Eine erfolgreiche Venenpunktion wird wie folgt durchgeführt:

1. Nachdem Sie die Schutzkappe vom Butterfly entfernt haben, fassen Sie die obere Hälfte der Flügel mit Daumen und Zeigefinger (Abb. 8-2). So können Sie den Blutfluss hinter den Flügeln beobachten, während die Blutentnahme erfolgt. Achten Sie darauf, dass Sie die Nadel in einem Winkel von etwa 15 Grad zur Hautoberfläche halten (Abb. 8-3).

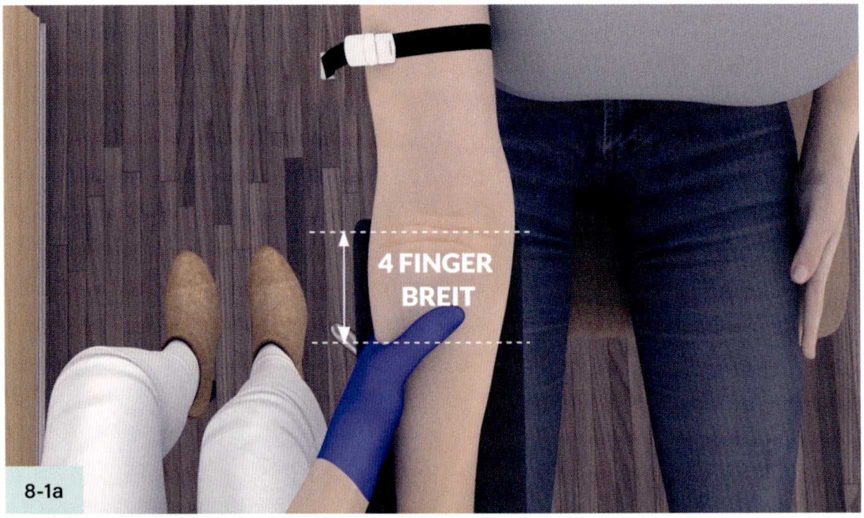

8-1a

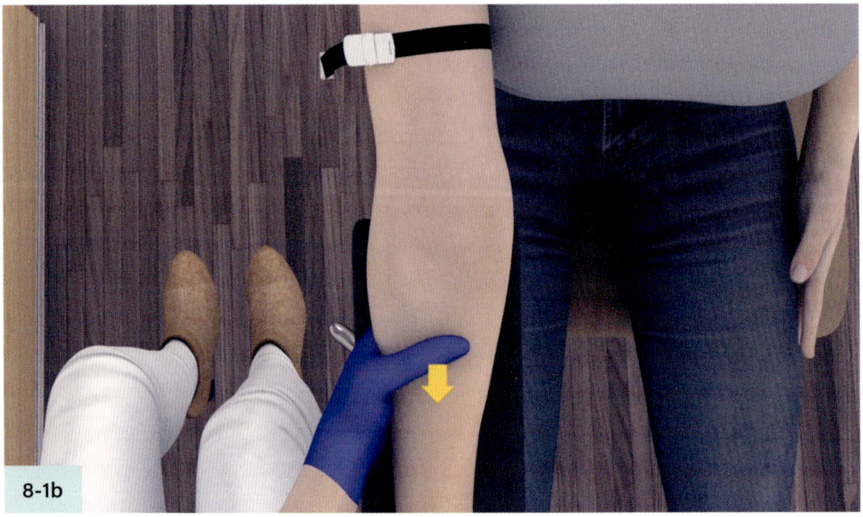
8-1b

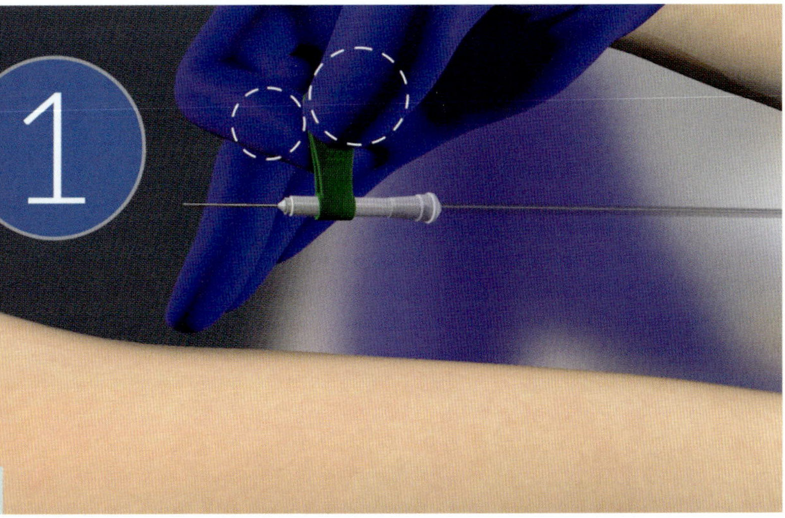

8-2

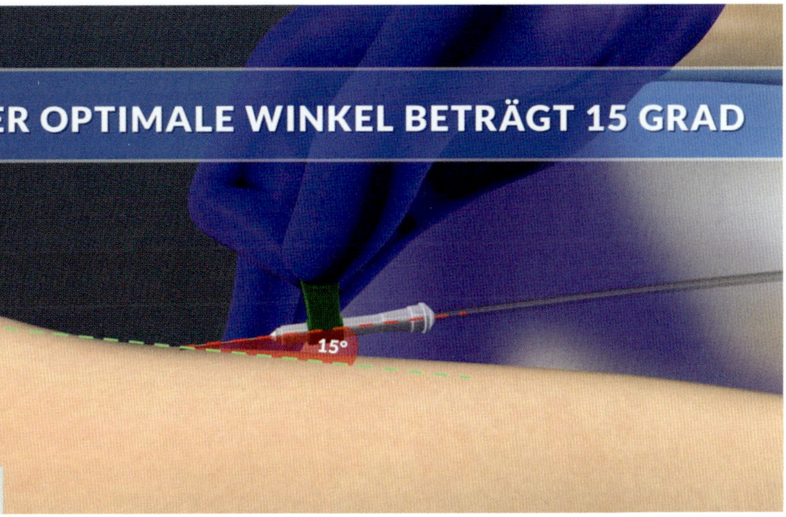

8-3

2. Fühlen Sie die Längsachse der Vene mit dem Zeige- und Mittelfinger der anderen Hand (Abb. 8-4).

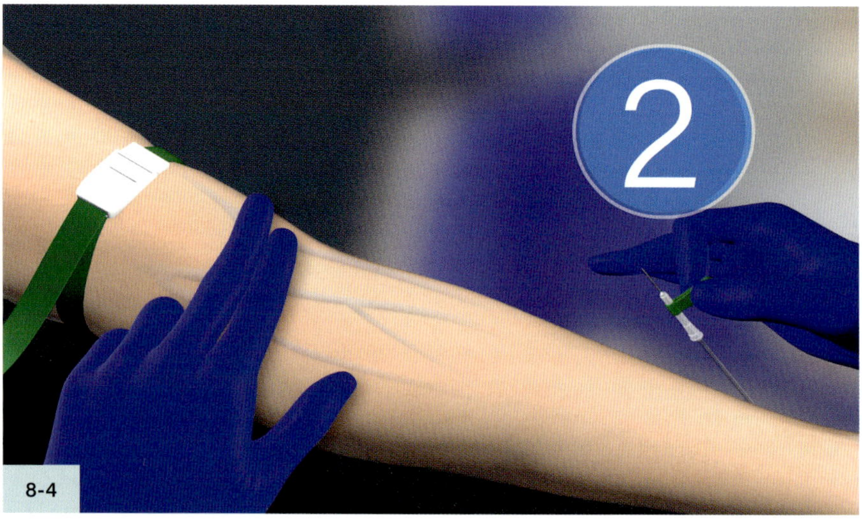

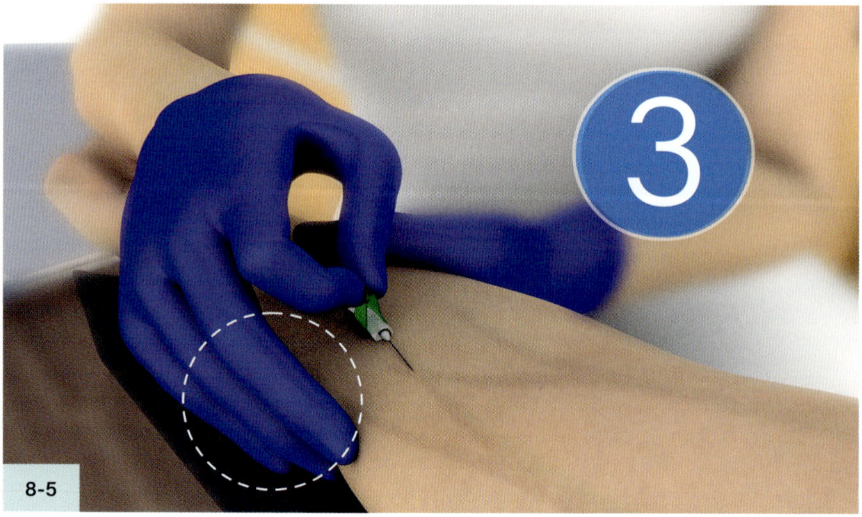

3. Stabilisieren Sie die Hand, die den Butterfly hält. Legen Sie dazu Ihre anderen drei Finger auf den Unterarm des Patienten (Abb. 8-5). Wenn Ihre Hand auf diese Weise stabilisiert ist, können Sie die Nadel leichter auf die Längsachse der Zielvene ausrichten.

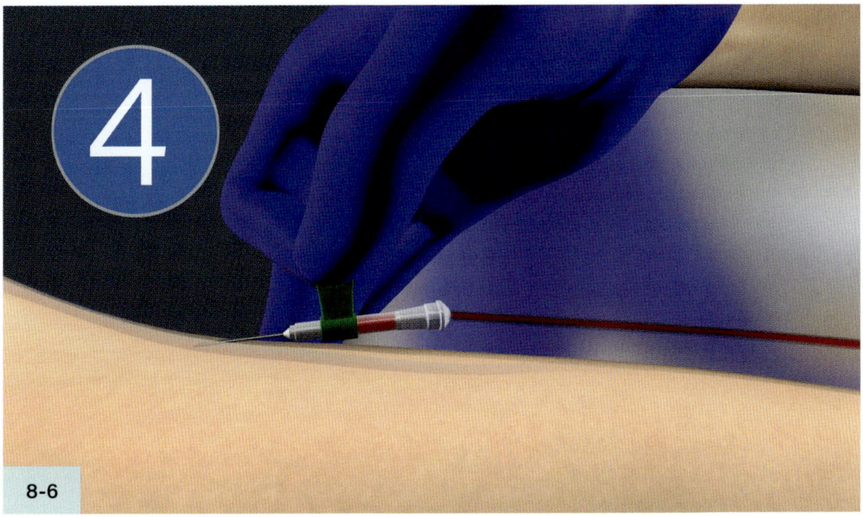

8-6

4. Führen Sie nun die Nadel zügig durch die Haut in die Vene ein (Abb. 8-6). Die Tiefe des Einstichs sollte sich nach der Größe und Prominenz der Vene richten. Je größer die Vene ist, desto weiter können Sie die Nadel in ihr vorschieben. Es sollte eine Mindesttiefe von 5 bis 8 mm erreicht werden.

Hinweis: Handeln Sie schnell und entschlossen. Um die Schmerzen für den Patienten so gering wie möglich zu halten, sollte die Nadel die Haut so schnell wie möglich durchstechen, da nur der Kontakt zwischen Nadel und Hautoberfläche schmerzhaft ist.

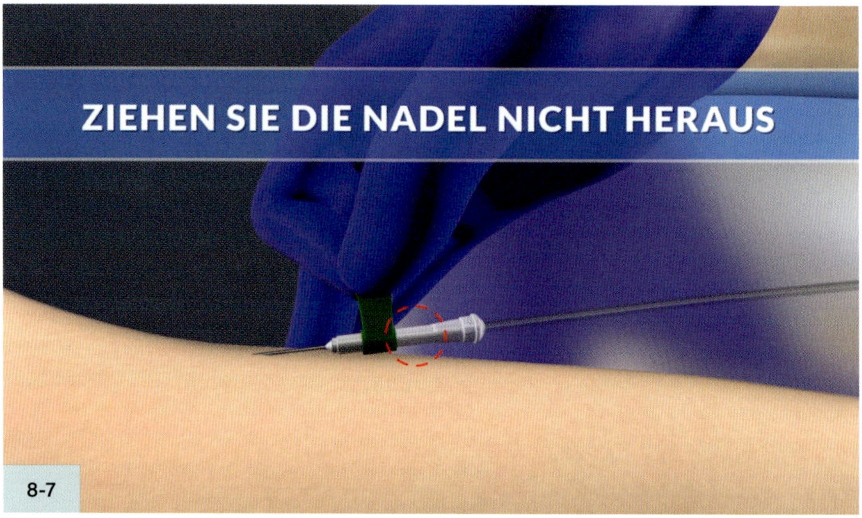

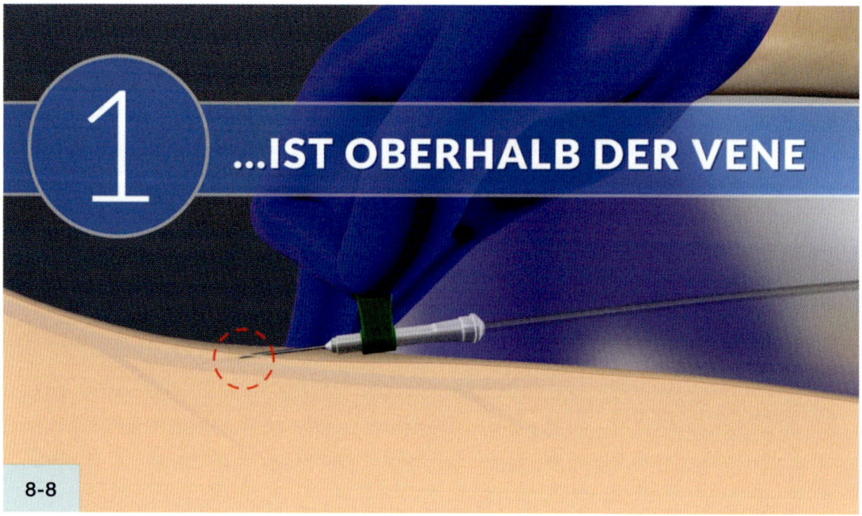

Sobald die Nadel richtig in die Vene eingeführt ist, befestigen Sie ein Röhrchen am gegenüberliegenden Ende des Butterflys und halten es fest, bis das Röhrchen aufgrund des Unterdrucks im Inneren vollständig gefüllt ist.

Wenn die Nadel nicht korrekt in die Vene eingeführt wurde, ziehen Sie sie NICHT heraus (Abb. 8-7). Die Nadel könnte oberhalb der

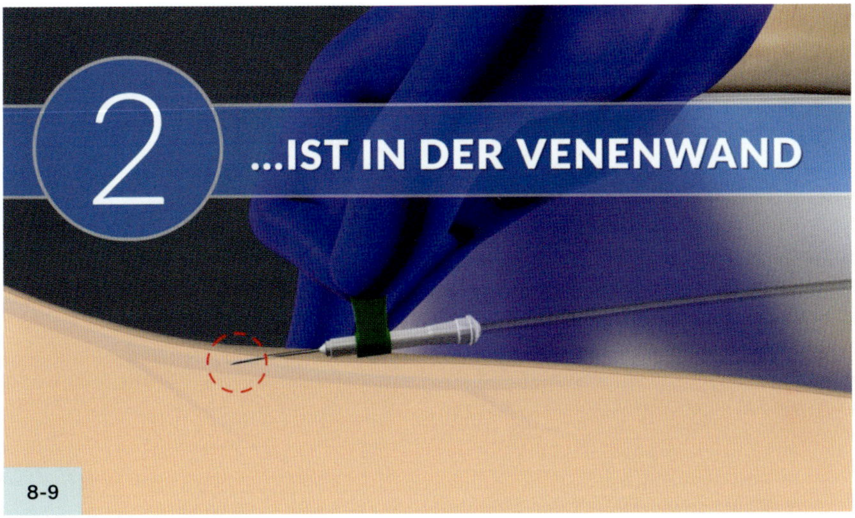

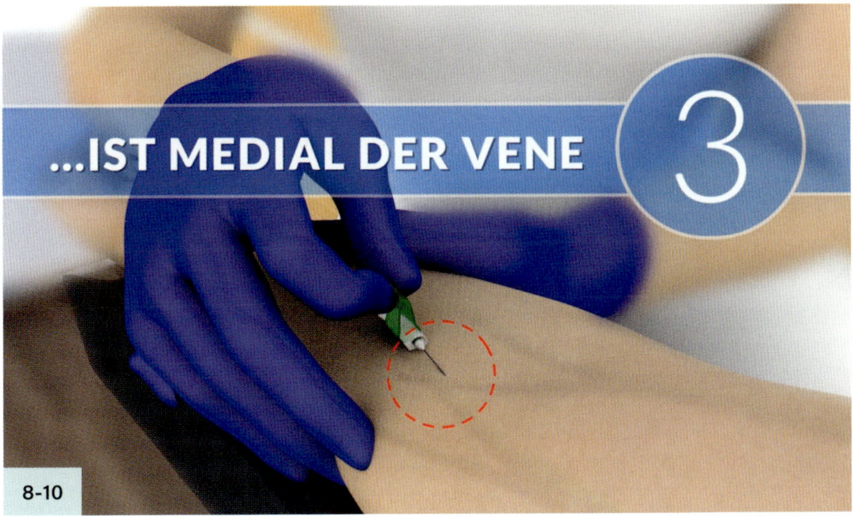

Vene (Abb. 8-8), in der Wand (Abb. 8-9), medial (Abb. 8-10) oder lateral (Abb. 8-11) liegen. Bleiben Sie in jedem Fall ruhig und sicher in dem, was Sie tun. Nachdem Sie ein Röhrchen am anderen Ende des Butterflys befestigt haben, schieben Sie die Nadel unter der Haut hin und her, um die Vene im richtigen Winkel zu erreichen (Abb. 8-12). Behalten Sie dabei das Röhrchen im Auge.

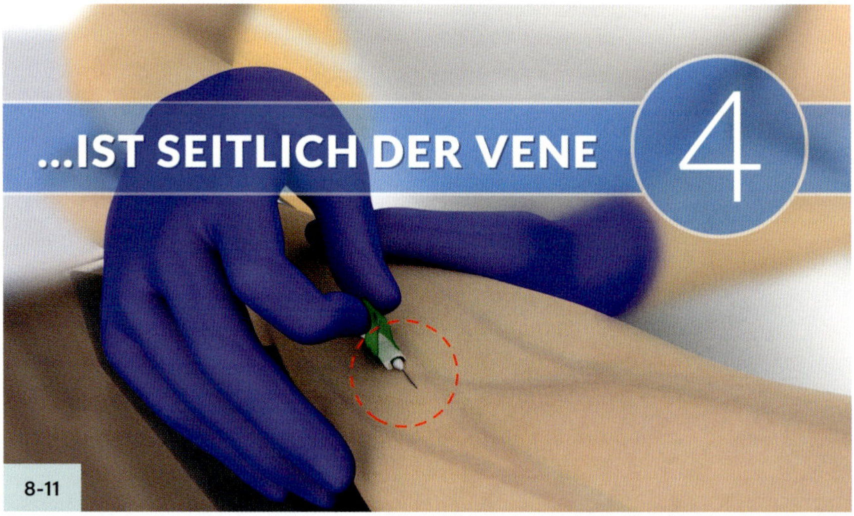

8-11

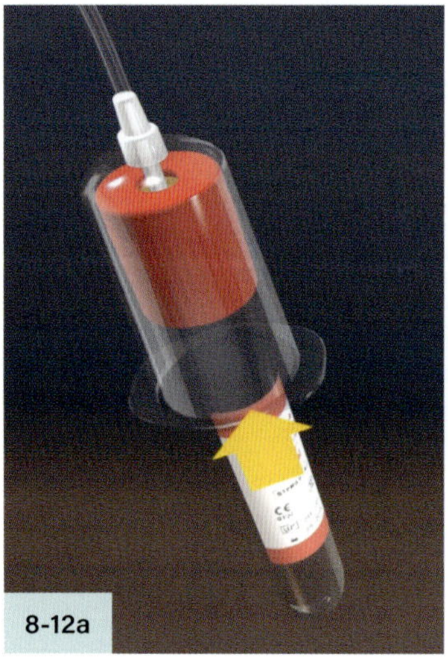
8-12a

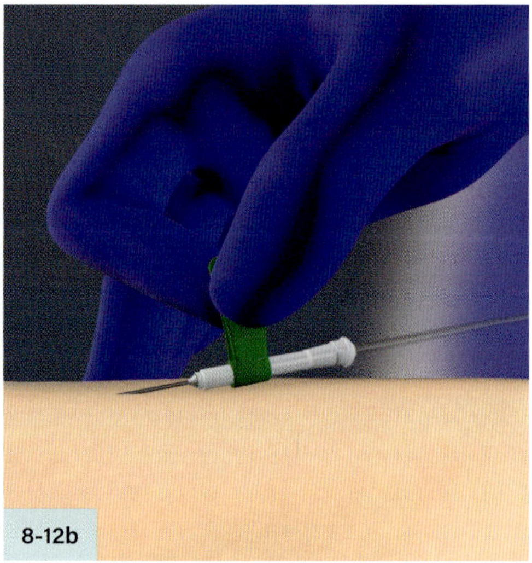
8-12b

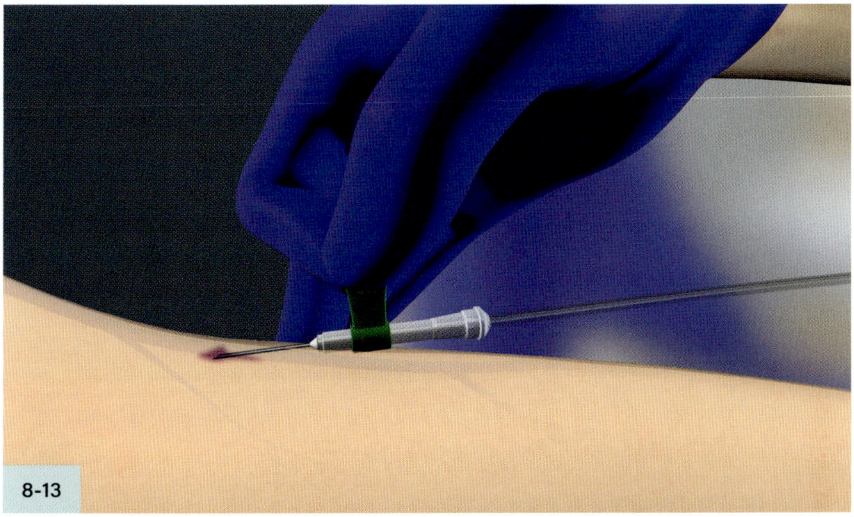

8-13

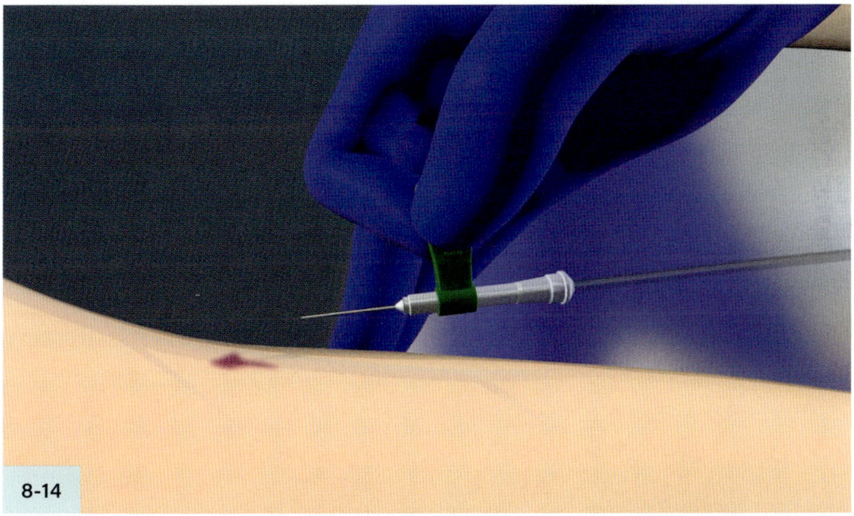

8-14

Wenn die Nadel richtig in die Zielvene eingeführt ist, wird das Vakuum im Röhrchen das Blut herausziehen, und Sie werden sehen, wie das Blut hinter den Flügeln des Butterflys in den Schlauch und dann in das Röhrchen fließt.

Wenn aufgrund einer tiefen und falschen Punktion ein Hämatom entsteht (Abb. 8-13), lösen Sie den Stauschlauch, entfernen die Nadel (Abb. 8-14) und versuchen die Venenpunktion am anderen Arm.

9

FIXIEREN *des* BUTTERFLYS *auf der* HAUT *des* UNTERARMS

Nachdem die Vene punktiert wurde, bitten Sie Ihre Assistenz oder den Patienten, den Butterflyschlauch mit Zeige- und Mittelfinger in seiner Position am Unterarm zu halten (Abb. 9-1). Der Druck auf den Schlauch darf nicht zu fest sein, da sonst der Blutfluss unterbrochen wird.

Entfernen Sie den Stauschlauch erst, wenn Sie das letzte Röhrchen mit Blut entnommen haben (Abb. 9-2). Die Blutentnahmeröhrchen für Blutkonzentrate arbeiten mit einem Unterdruckmechanismus, und das Lockern oder Lösen des Stauschlauches kann den Blutfluss verlangsamen, weil die Vene nicht mehr aufgedehnt wird.

Nehmen Sie nun das Pflaster, das Sie auf die Fläche am Tisch geklebt haben, und fixieren Sie damit den Schlauch auf der Haut des Unterarms (Abb. 9-3). Wenn Sie bemerken, dass der Blutfluss abnimmt oder unterbrochen ist, passen Sie die Position des Butterflys in der Vene an, indem Sie die Flügel neu positionieren. Sobald der Verband richtig sitzt und der Blutfluss sichtbar ist, können die beiden Finger, die den Schlauch halten, losgelassen werden (Abb. 9-4).

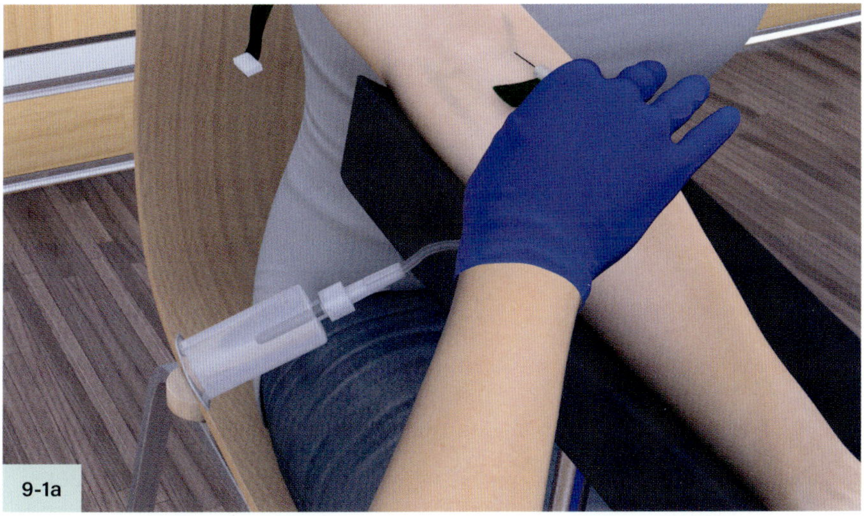
9-1a

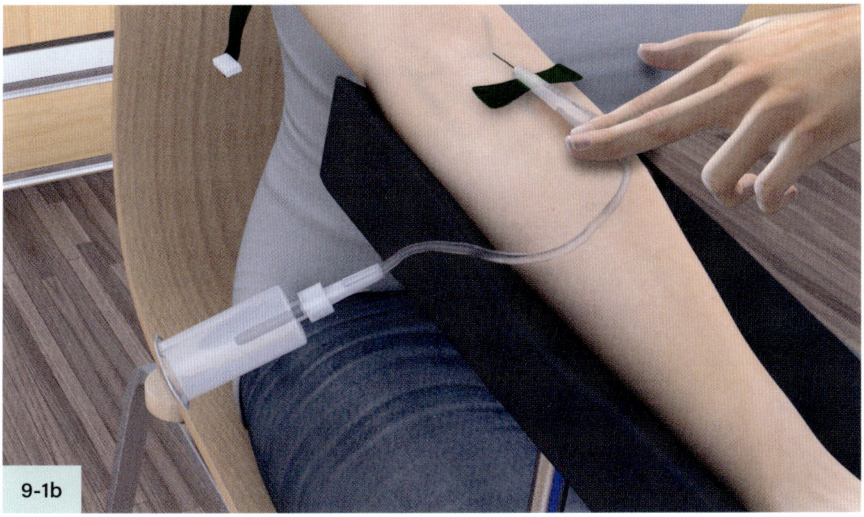
9-1b

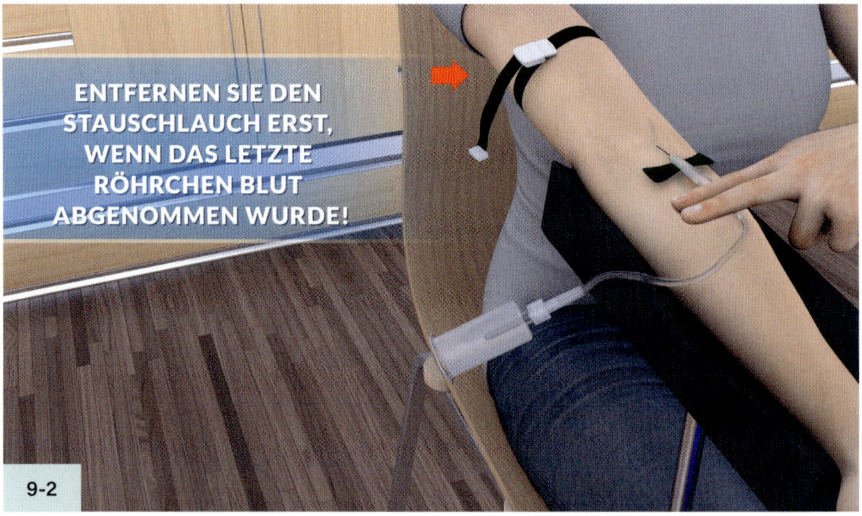
ENTFERNEN SIE DEN
STAUSCHLAUCH ERST,
WENN DAS LETZTE
RÖHRCHEN BLUT
ABGENOMMEN WURDE!

9-2

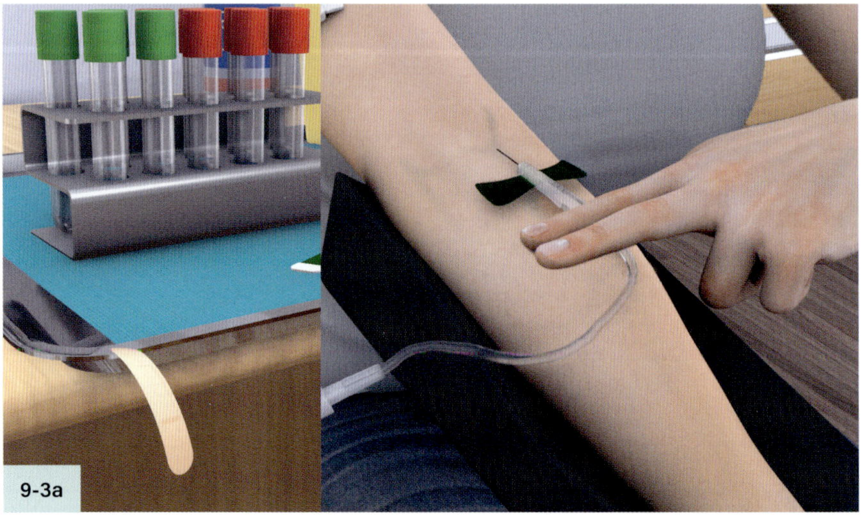

9-3a

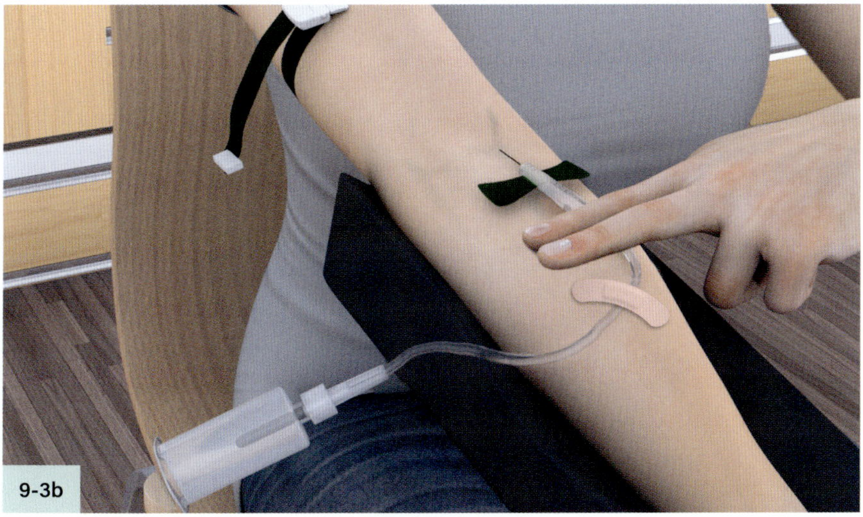
9-3b

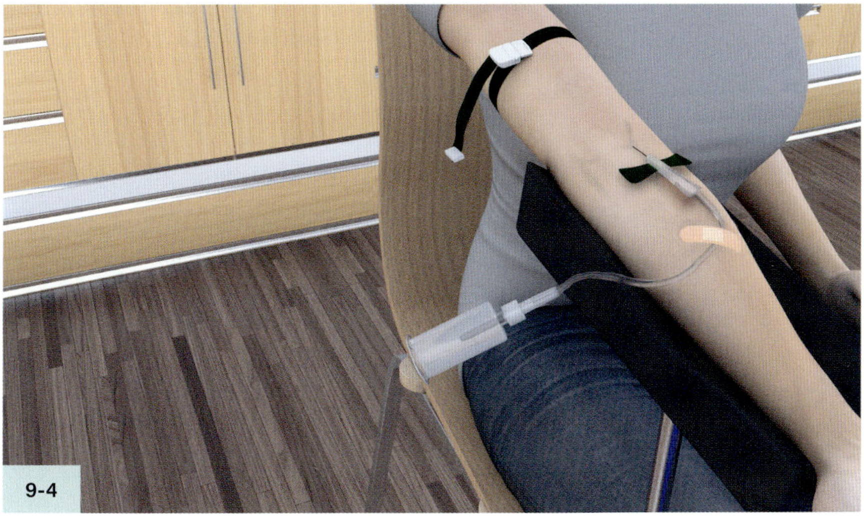
9-4

10

BEFESTIGEN *von* GLAS- *oder* KUNSTSTOFFRÖHRCHEN *im* BUTTERFLYBEHÄLTER

Nehmen Sie den Butterflybehälter in Ihre dominante Hand und ein Glas- oder Kunststoffröhrchen in Ihre andere Hand (Abb. 10-1). Führen Sie das Röhrchen schnell und vollständig in das Ende des Butterflybehälters ein (Abb. 10-2; Glasröhrchen in rot und Kunststoffröhrchen in grün dargestellt).

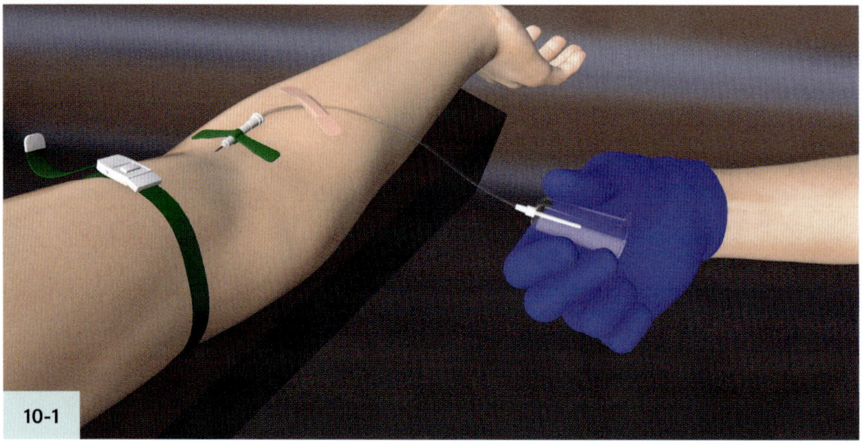

10-1

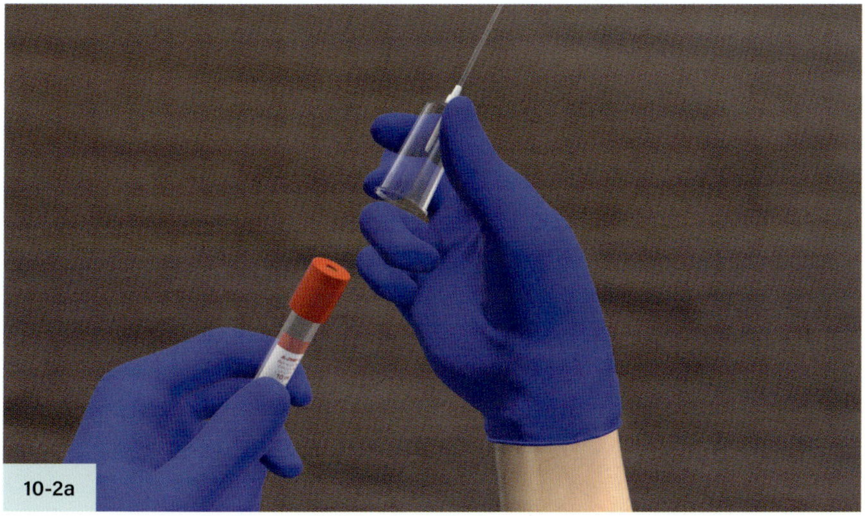
10-2a

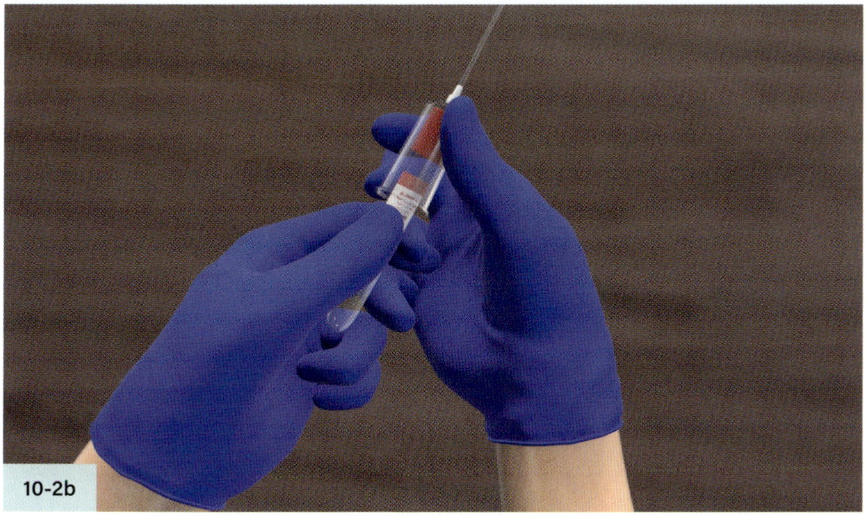
10-2b

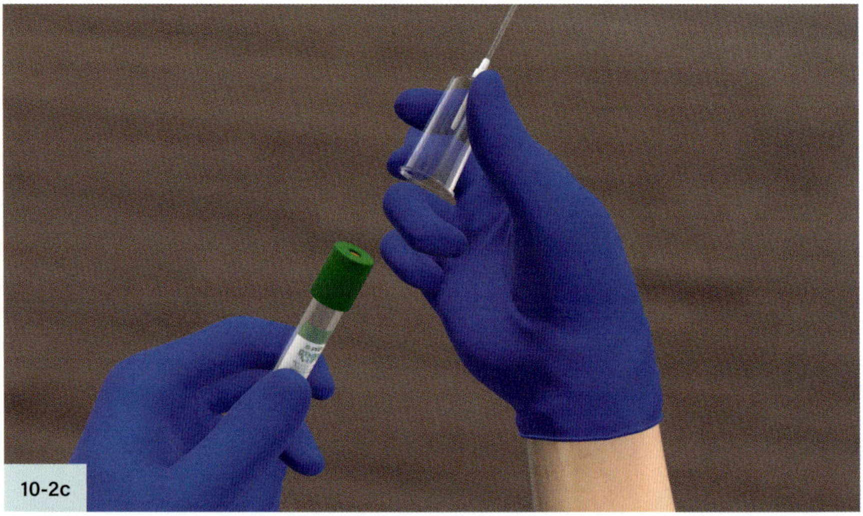

10-2c

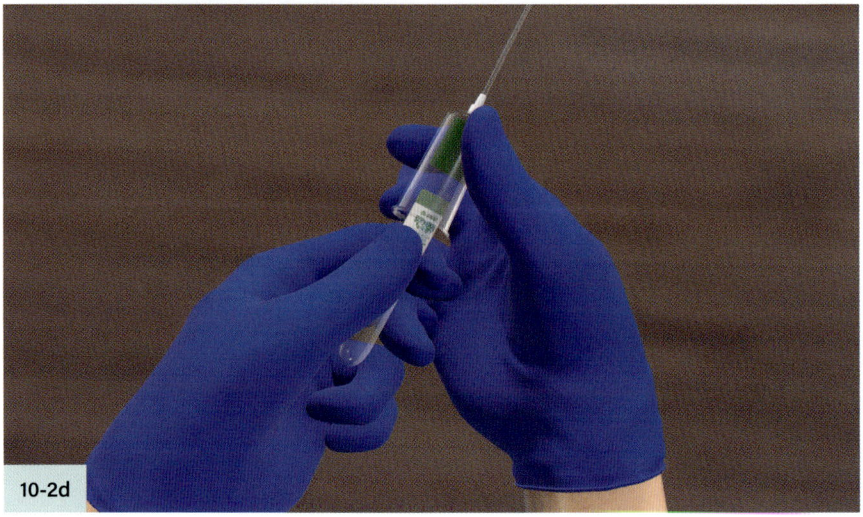

10-2d

Hinweis: Sobald das Röhrchen vollständig eingeführt ist, ziehen Sie es nicht mehr zurück. Andernfalls verlieren Sie das Vakuum im Röhrchen (Abb. 10-3).

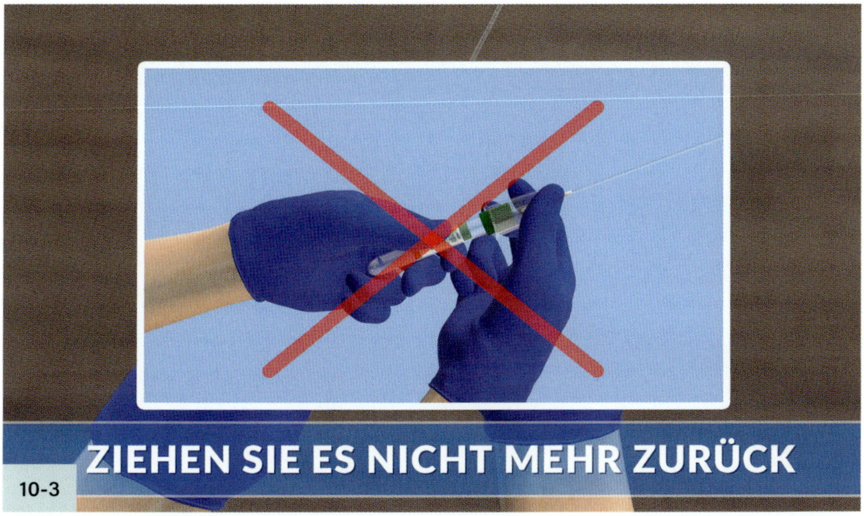

10-3

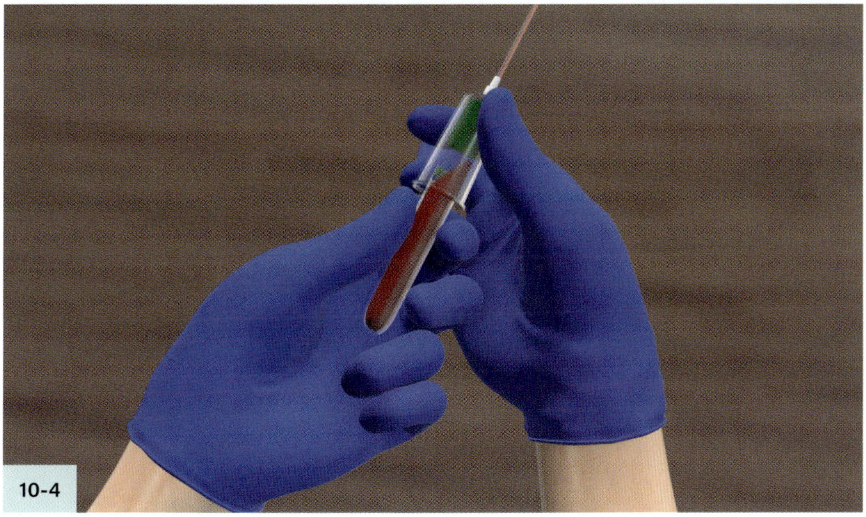
10-4

Drehen Sie das Röhrchen so, dass Sie die Seite sehen können, die nicht vom Etikett bedeckt ist. Auf diese Weise können Sie sehen, ob Blut in das Röhrchen fließt und wann es vollständig gefüllt ist (Abb. 10-4). Halten Sie das Röhrchen während des gesamten Vorgangs fest in den Anschluss gedrückt.

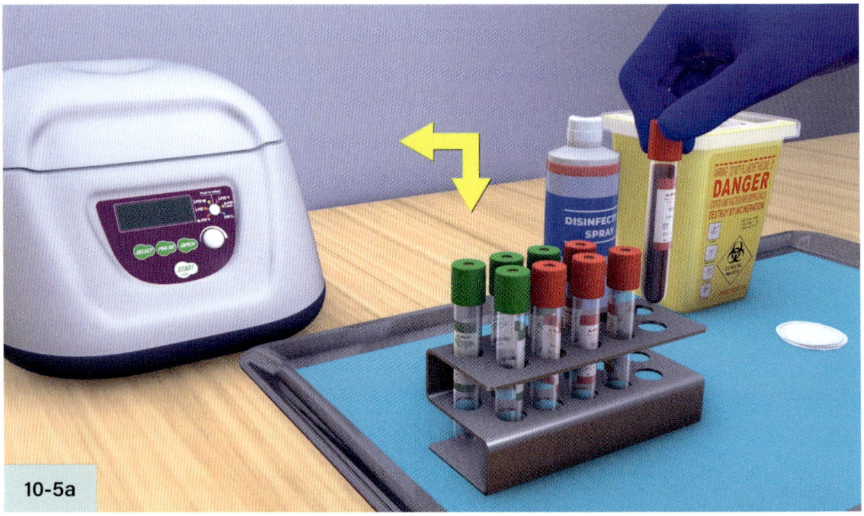

10-5a

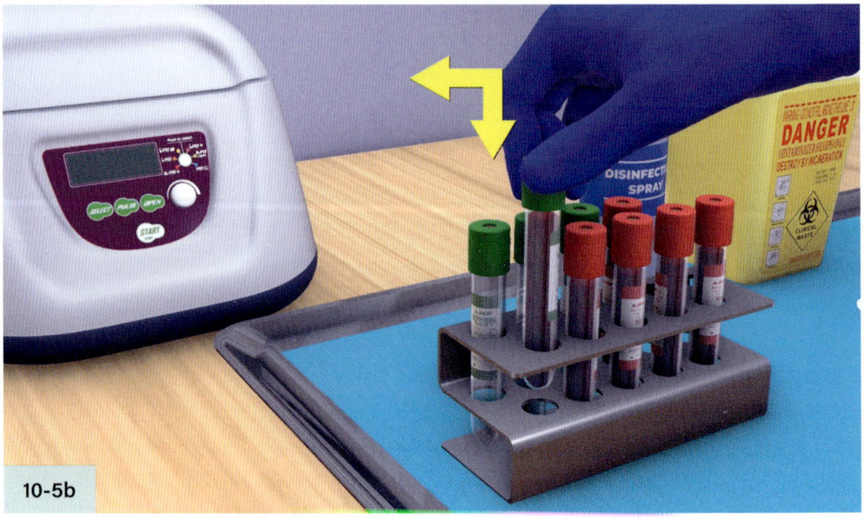

10-5b

Wenn das Röhrchen vollständig gefüllt ist, nehmen Sie es heraus und stellen es in den Röhrchenständer oder direkt in die Zentrifuge (Abb. 10-5).

11

ENTFERNEN *von* STAUSCHLAUCH *und* BUTTERFLY *aus dem* ARM

Sobald die Blutentnahme abgeschlossen ist, entriegeln oder öffnen Sie den Stauschlauch mit **beiden Händen** (Abb. 11-1). Dadurch wird eine mögliche Verletzung des Patienten vermieden, die aufgrund der Rückstellkraft des Gummibandes auftreten kann oder wenn das Band beim Lösen reißt und den Brustbereich des Patienten trifft.

Bitten Sie Ihre Assistenz oder den Patienten, mit Zeige- und Mittelfinger auf den Butterflyschlauch zu drücken (Abb. 11-2). Ziehen Sie das Pflaster vorsichtig von der Haut ab und befestigen Sie es wieder in Ihrer Nähe; Sie werden es erneut verwenden, um die Punktionsstelle abzudecken.

Legen Sie vorsichtig eine sterile Mullkompresse auf die Einstichstelle. Halten Sie die Kompresse locker über der Nadel, solange diese noch in der Haut steckt (Abb. 11-3). Greifen Sie mit der anderen Hand die beiden Flügel des Butterflys und ziehen Sie ihn schnell aus dem Arm (Abb. 11-4).

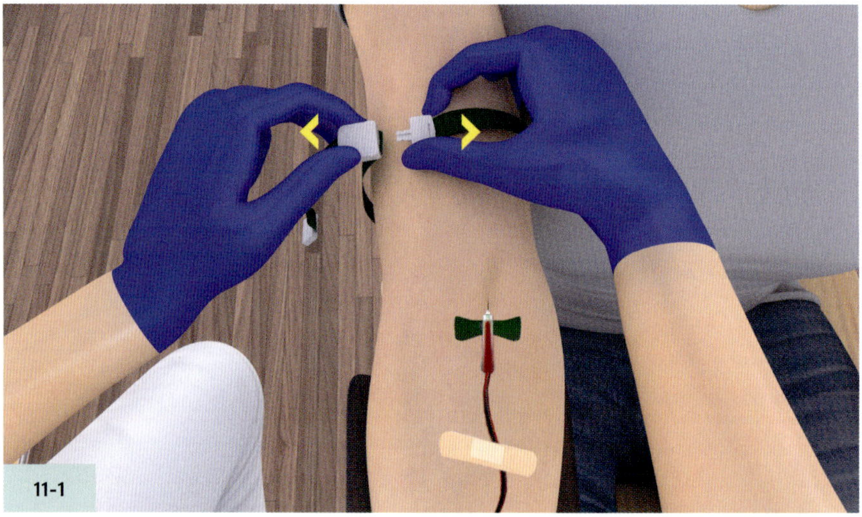
11-1

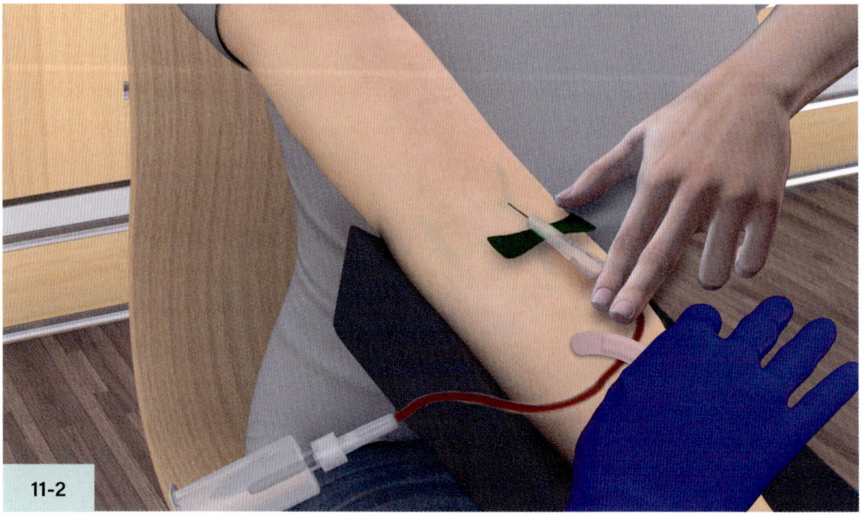
11-2

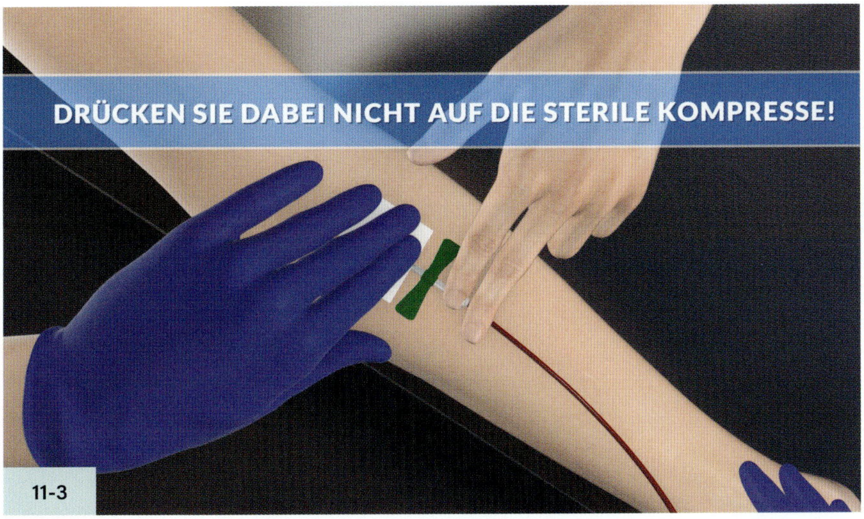
DRÜCKEN SIE DABEI NICHT AUF DIE STERILE KOMPRESSE!
11-3

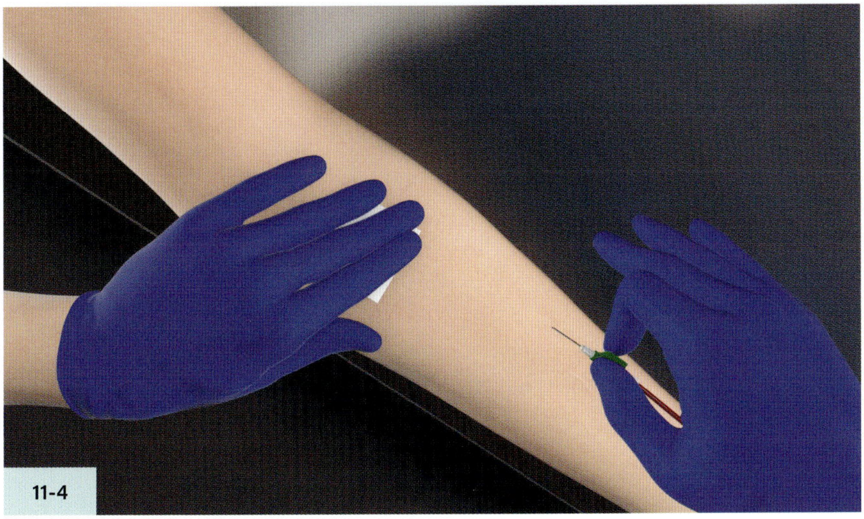
11-4

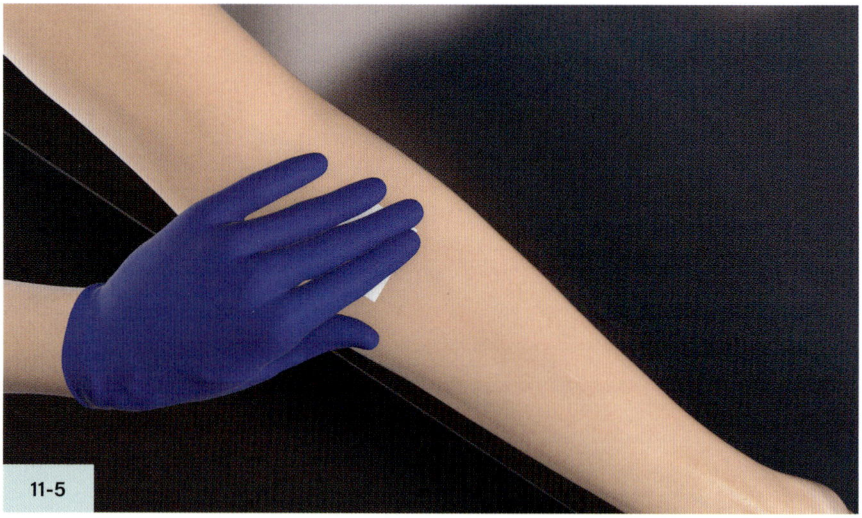
11-5

Stecken Sie die Schutzkappe wegen der Verletzungs- und Infektionsgefahr NICHT wieder auf die Butterflynadel. Entsorgen Sie die Nadel sofort in den Abwurfbehälter.

Sobald die Nadel entfernt ist, drücken Sie vorsichtig auf die sterile Mullkompresse, welche die Einstichstelle abdeckt (Abb. 11-5).

Bitten Sie den Patienten, den sanften Druck auf die Kompresse etwa 5 Minuten lang beizubehalten (Abb. 11-6). Alternativ können Sie den Patienten bitten, den Arm zu beugen, wobei die Kompresse 5 Minuten lang in der Mitte zusammengedrückt wird (Abb. 11-7). Der Patient kann während dieser Zeit auf den Behandlungsstuhl zurückkehren.

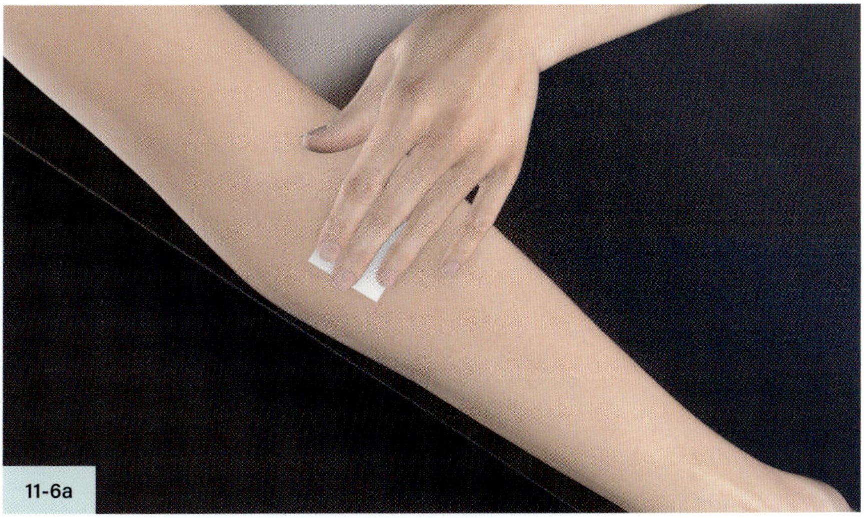

11-6a

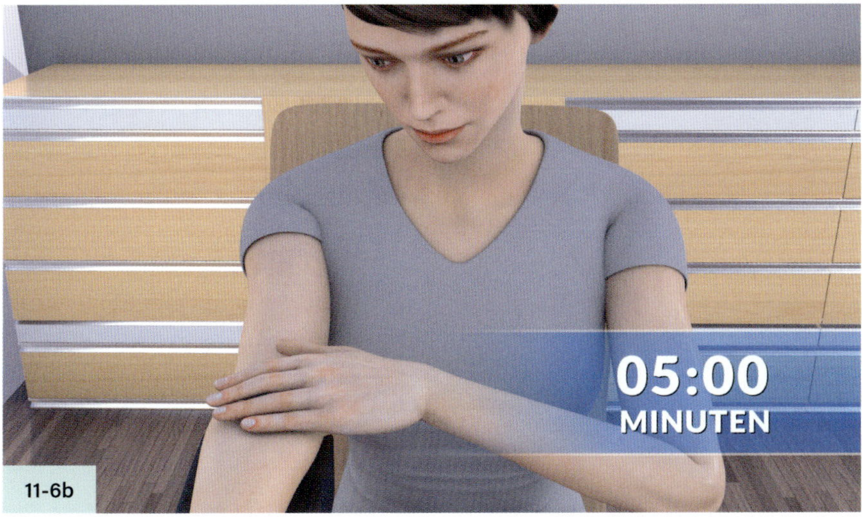

11-6b

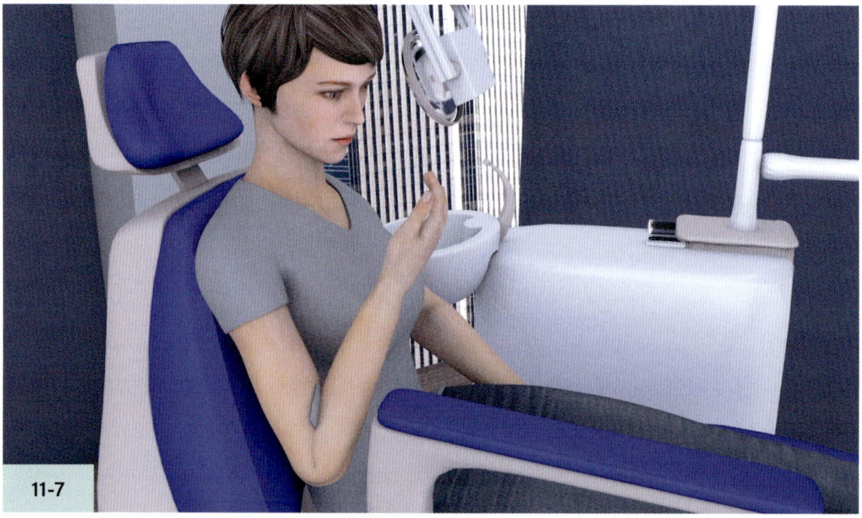

11-7

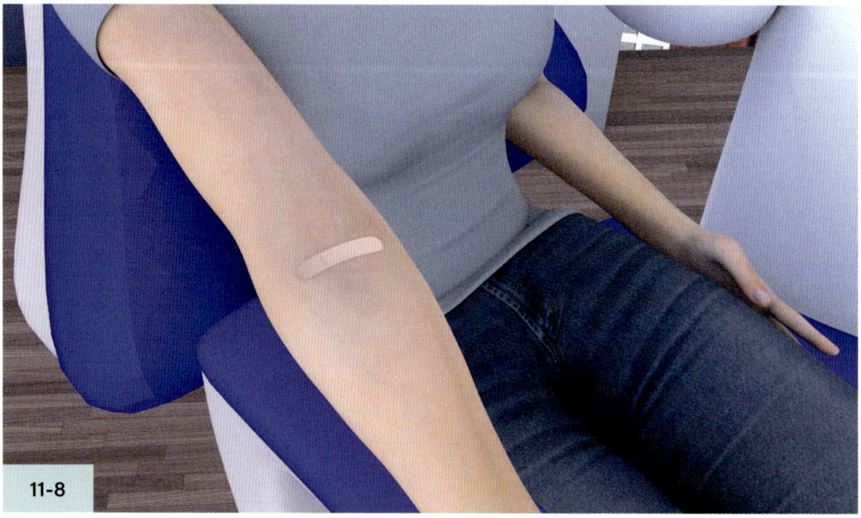

11-8

Nach 5 Minuten entfernen Sie die Mullkompresse und befestigen das Pflaster auf der Einstichstelle (Abb. 11-8).

12

RICHTIGES PLATZIEREN *der* RÖHRCHEN *in der* ZENTRIFUGE

Das korrekte Ausbalancieren einer Zentrifuge ist entscheidend für genaue und möglichst zuverlässige Ergebnisse bei der Herstellung von Blutkonzentraten, unabhängig von Modell und Hersteller der Zentrifuge. In diesem Kapitel werden die Möglichkeiten zum korrekten Befüllen und Ausbalancieren einer Zentrifuge mit 12 Röhrchenhaltern vorgestellt (Abb. 12-1). Es müssen nicht alle 12 Röhrchenhalter befüllt werden, damit die Zentrifuge korrekt funktioniert, aber je nachdem, wie viele Röhrchen Sie zentrifugieren möchten, müssen sie auf folgende Weise befüllt werden.

12-1

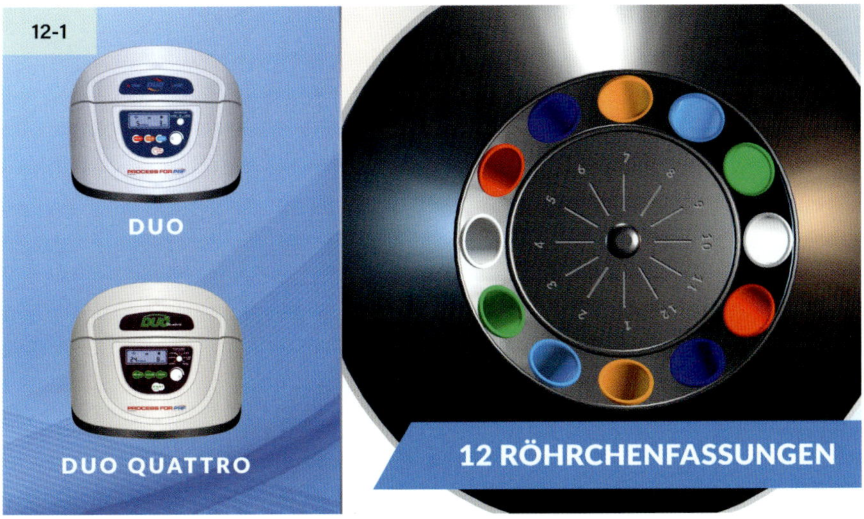

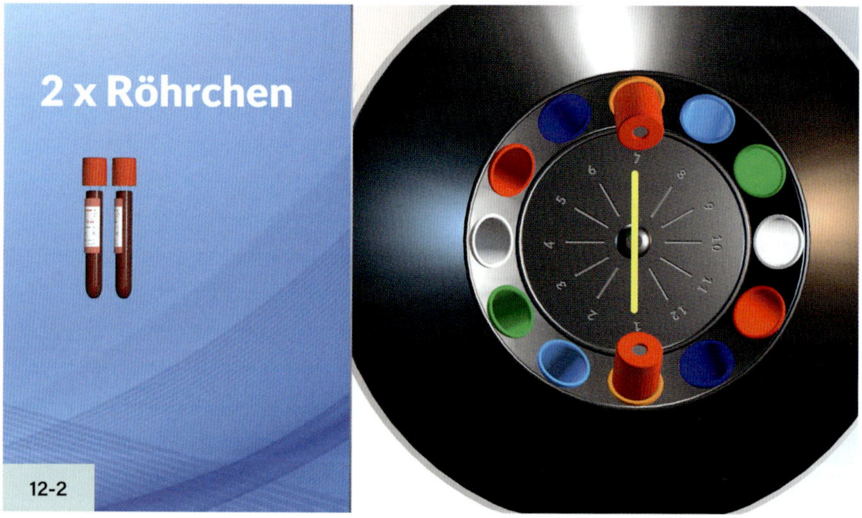

Zwei Röhrchen

Wenn Sie nur zwei Röhrchen zentrifugieren, stellen Sie die Röhrchen gegenüber in den Röhrchenhalter derselben Farbe (Abb. 12-2).

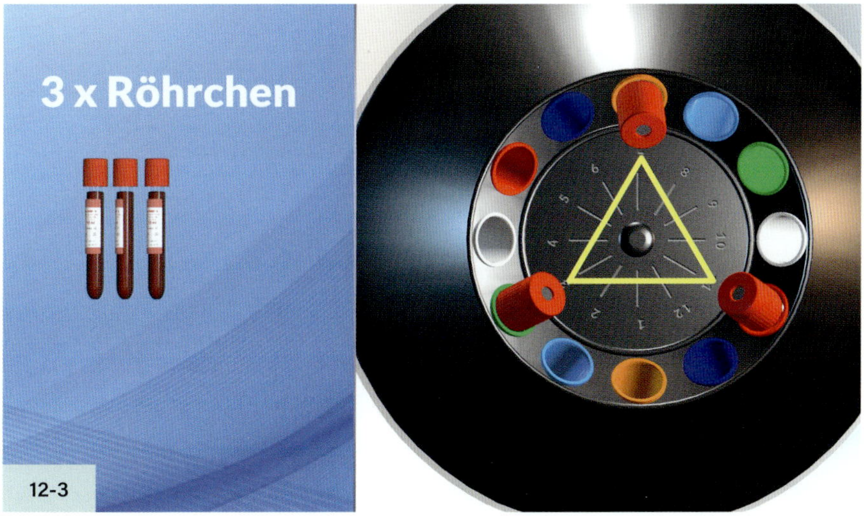

12-3

Drei Röhrchen

Wenn Sie drei Röhrchen zentrifugieren, stellen Sie die Röhrchen in ein gleichseitiges Dreieck (Abb. 12-3). Achten Sie vor allem auf den gleichseitigen Abstand, nicht auf die Farben der Röhrchenhalter.

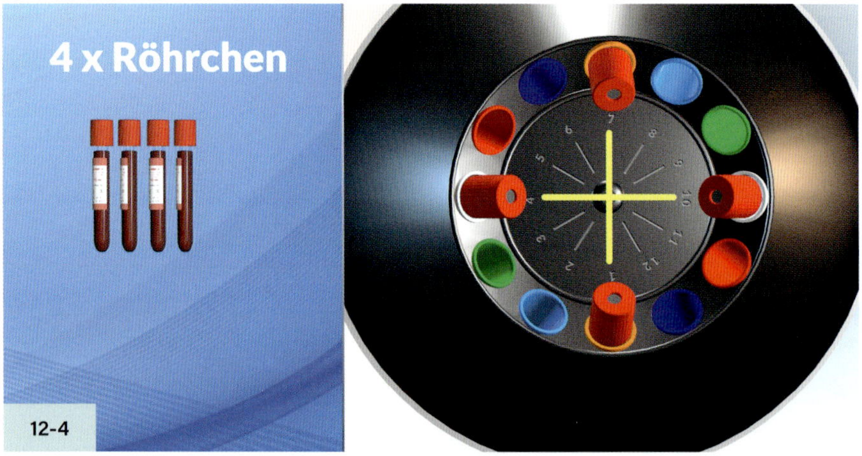

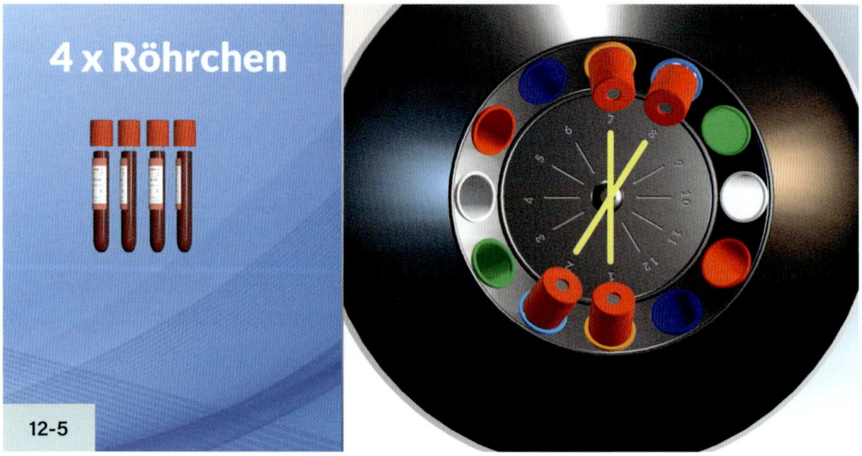

Vier Röhrchen

Beim Zentrifugieren von vier Röhrchen gibt es zwei Möglichkeiten, ein Gleichgewicht herzustellen:

1. Stellen Sie die vier Röhrchen einander gegenüber in die Röhrchenhalter der gleichen Farbe (Abb. 12-4). In diesem Fall gibt es Lücken zwischen den einzelnen Röhrchen.
2. Stellen Sie ein Röhrchenpaar nebeneinander und das andere Paar gegenüber (ebenfalls nebeneinander) in Röhrchenhalter der gleichen Farbe (Abb. 12-5). Achten Sie bei diesem Szenario darauf, dass die Röhrchen in den gleichfarbigen Röhrchenhaltern stecken.

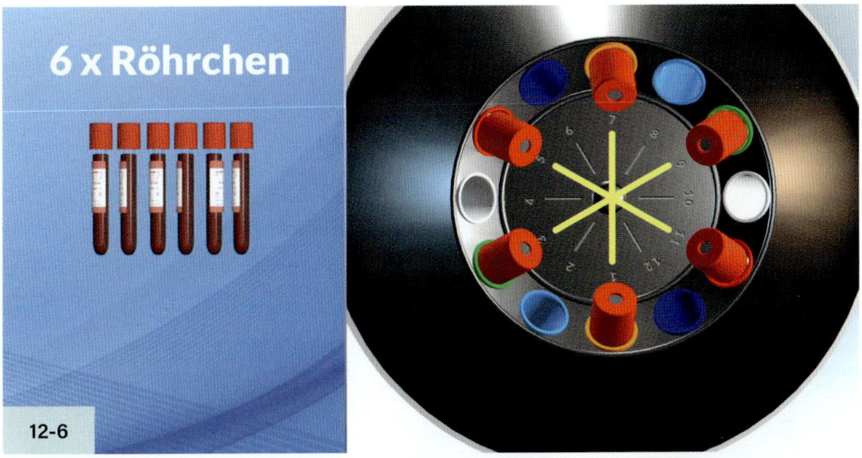

12-6

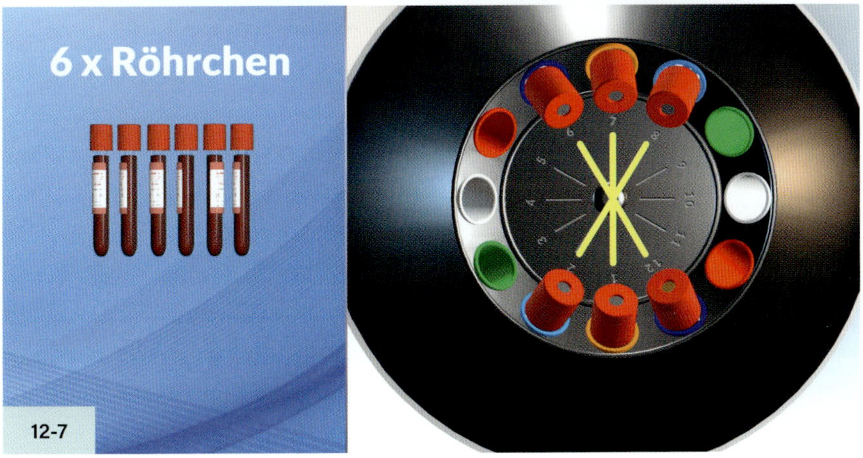

12-7

Sechs Röhrchen

Beim Zentrifugieren von sechs Röhrchen gibt es zwei Möglichkeiten, ein Gleichgewicht herzustellen:

1. Stellen Sie die Röhrchen in jeden zweiten Röhrchenhalter (Abb. 12-6).
2. Stellen Sie drei Röhrchen zusammen auf eine Seite der Zentrifuge und drei gegenüberliegende Röhrchen (ebenfalls zusammen) in Röhrchenhalter derselben Farbe (Abb. 12-7).

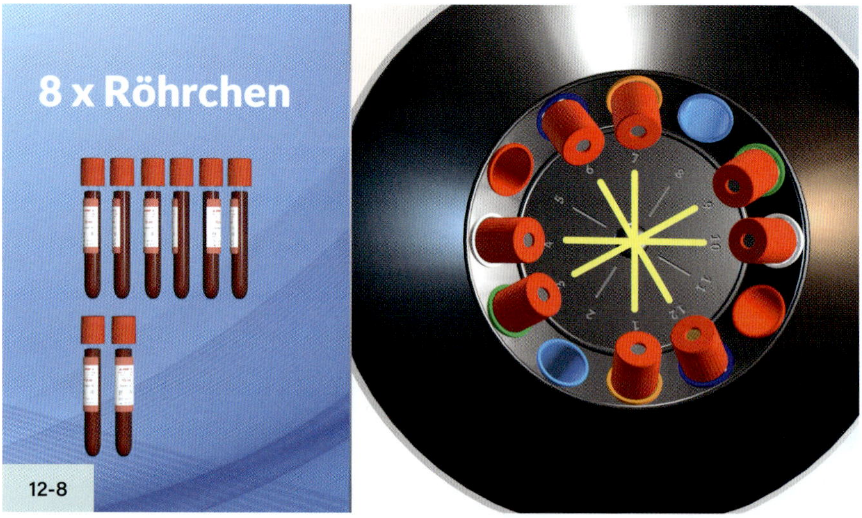

12-8

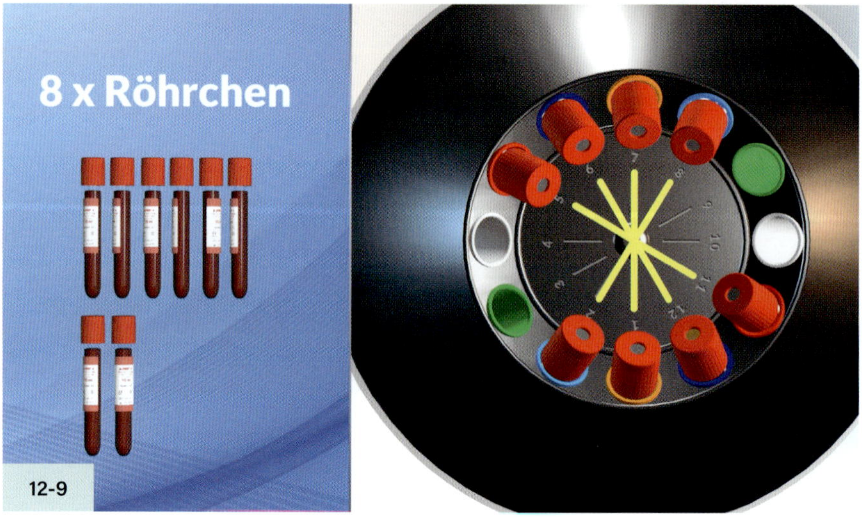

12-9

Acht Röhrchen

Beim Zentrifugieren von acht Röhrchen gibt es zwei Möglichkeiten, ein Gleichgewicht herzustellen:

1. Stellen Sie die Röhrchen paarweise auf, wobei zwischen jedem Röhrchenpaar ein Röhrchenhalter frei bleibt (Abb. 12-8).
2. Stellen Sie vier Röhrchen gegenüberliegend in gleichfarbige Röhrchenhalter (Abb. 12-9).

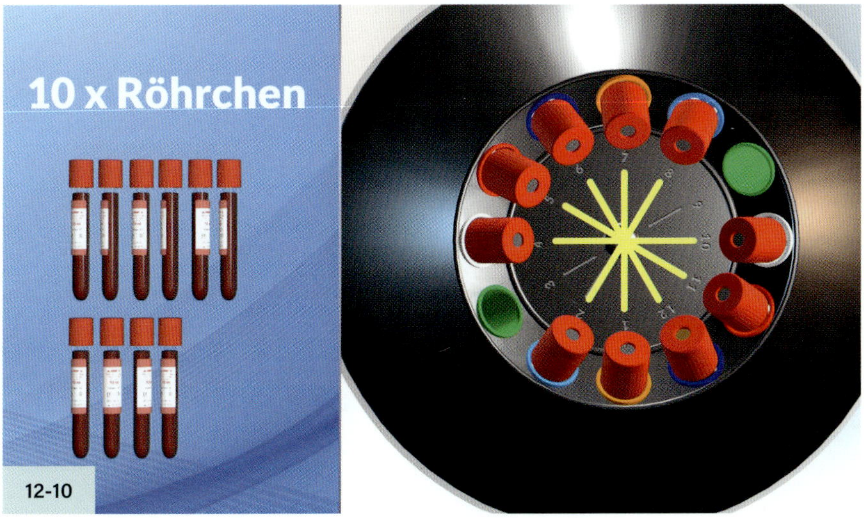

Zehn Röhrchen

Wenn Sie zehn Röhrchen zentrifugieren, stellen Sie fünf Röhrchen nebeneinander und fünf Röhrchen gegenüber (Abb. 12-10). Ein Paar Röhrchenhalter der gleichen Farbe bleibt frei.

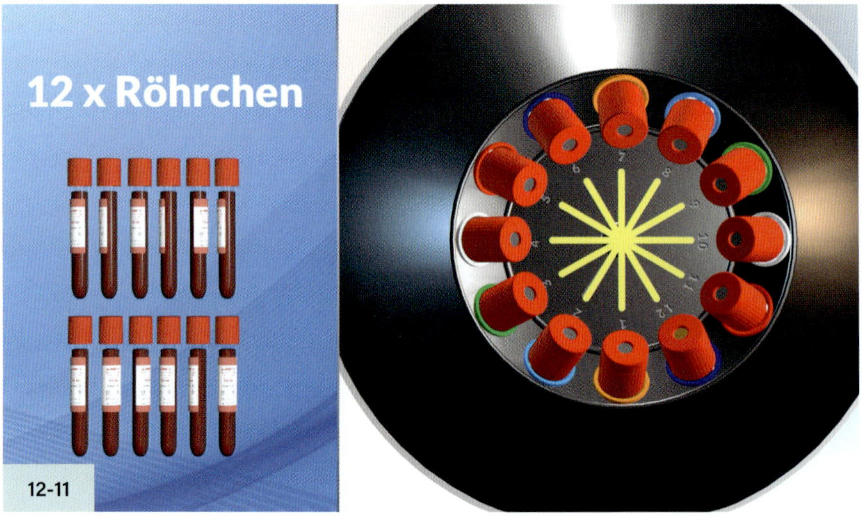

Zwölf Röhrchen

Wenn Sie 12 Röhrchen zentrifugieren, füllen Sie alle Röhrchenhalter (Abb. 12-11).

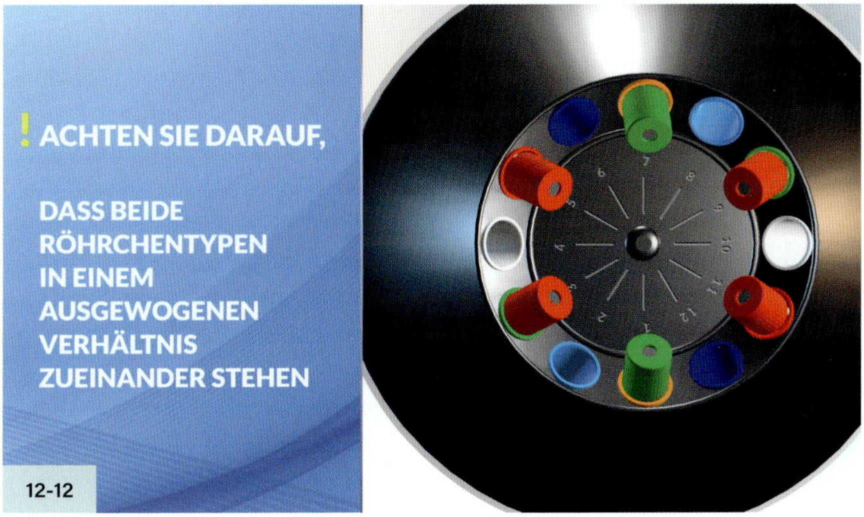

Wichtige Überlegungen

Wenn Sie sowohl Glas- als auch Kunststoffröhrchen verwenden, müssen Sie darauf achten, dass die Zentrifuge so ausbalanciert ist, dass sich die Glasröhrchen und die Kunststoffröhrchen in gleicher Weise gegenüberliegen (Abb. 12-12).

Wenn Sie nicht über eine gerade Anzahl von Röhrchen oder eine gleiche Anzahl von Glas- und Kunststoffröhrchen verfügen, verwenden Sie ein mit Kochsalzlösung gefülltes Röhrchen als Ersatz (Abb. 12-13). Achten Sie darauf, dass das Ersatzröhrchen aus Kunststoff oder Glas ist, je nachdem, was für das Gleichgewicht der Zentrifuge erforderlich ist. Es empfiehlt sich, vor der Venenpunktion ein Glas- und ein Kunststoffröhrchen mit Kochsalzlösung oder Wasser zu füllen, um die Zentrifuge ausbalancieren zu können.

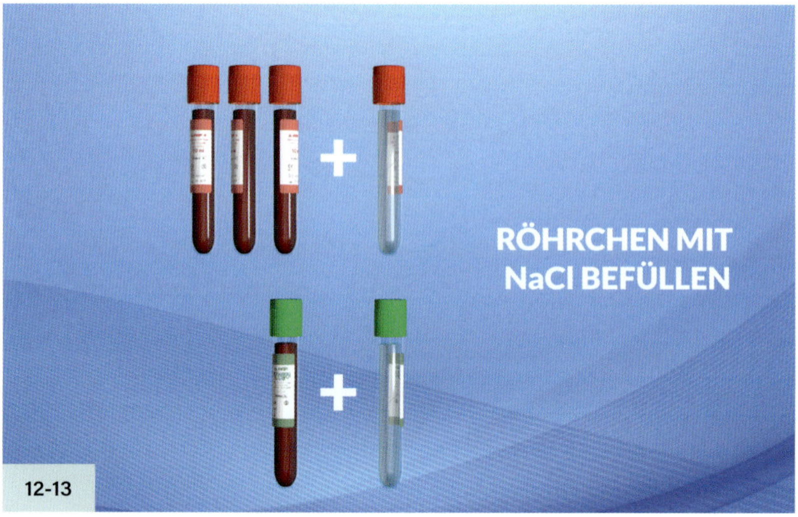

Wenn Sie alle Röhrchen richtig platziert und das spezifische Protokoll für Dauer und Rotationsgeschwindigkeit eingestellt haben, schließen Sie den Zentrifugendeckel und beginnen Sie mit dem Prozess der Zentrifugierung.